普通高等教育教材

药物晶体学

Pharmaceutical Crystallography

江仁望 主编

U0389776

化学工业出版社

· 北京 ·

内容简介

本书在概述药学、晶体学以及药物晶体学的基础上，结合实例详细阐述了药物单晶结构分析、药物粉晶衍射分析等药物晶体结构分析技术，讲解了它们的发展历程、基本原理、分析方法及其在药学研究中的应用。同时，结合实例介绍了 Shelxs、Olex2、Diamond 等常用药物晶体学软件的使用方法，以及无序结构的处理方法。最后，介绍了蛋白质晶体学与药-靶相互作用。

本书可作为高等院校合成药物化学、天然药物化学、药物分析、中药学和生物制药等专业高年级本科生和研究生的教材，同时也可供从事药学研究和晶体学研究的技术人员、从事药品质量控制的分析测试人员参考阅读。

图书在版编目（CIP）数据

药物晶体学 / 江仁望主编． -- 北京 ： 化学工业出版社，2024．12． --（普通高等教育教材）． -- ISBN 978-7-122-47187-1

Ⅰ．R9

中国国家版本馆CIP数据核字第2024Q4L972号

责任编辑：傅聪智
责任校对：张茜越
装帧设计：刘丽华

出版发行：化学工业出版社
　　　　　（北京市东城区青年湖南街 13 号　邮政编码 100011）
印　　装：北京建宏印刷有限公司
710mm×1000mm　1/16　印张 14　字数 270 千字
2024 年 12 月北京第 1 版第 1 次印刷

购书咨询：010-64518888　　　　　售后服务：010-64518899
网　　址：http://www.cip.com.cn
凡购买本书，如有缺损质量问题，本社销售中心负责调换。

定　　价：68.00元

1895 年，物理学家伦琴在偶然的胶片感光现象中发现了 X 射线。X 射线具有奇特的穿透性，故在第一次世界大战期间就大量用于枪伤和刀伤的诊断。在现代，X 射线的应用经久不衰，成为医学检查、安检等多个场景中必不可少的核心。1912 年，物理学家劳厄发现了晶体对 X 射线的衍射效应，开创了 X 射线晶体学研究领域。X 射线单晶衍射作为一种可以在原子级别精确测定物质三维空间结构的物理方法，被日益广泛地应用于化学、材料科学和生命科学等领域，帮助我们深入理解物质的微观结构和反应机理。X 射线源于物理学的发现，逐步应用到化学和医学领域，先后诞生了 30 多位与之相关的诺贝尔奖得主。

X 射线晶体学是研究药物绝对构型和晶型的金标准，可以提供药物分子可视化的三维结构，包括键长、键角、构型、构象及分子在晶格中的排布规律。抗癌药的不老传奇紫杉醇和屠呦呦教授获得诺贝尔奖的抗疟药青蒿素的分子结构，均是通过 X 射线晶体学来确定的。

《药物晶体学》是一门通过 X 射线晶体学研究晶态药物分子结构及其排列方式的课程，对于药学专业的学生非常重要。本课程重点介绍晶体学知识在药物研究中的应用，内容包括概述（第 1 章）、晶体（第 2 章）、X 射线的产生和性质（第 3 章）、晶体对 X 射线衍射的原理（第 4 章）、单晶衍射实验（第 5 章）。在理解单晶衍射的原理并通过衍射实验获得衍射数据后，介绍了常用的晶体结构分析的软件——Shelxs 软件（第 6 章）、Olex2 软件（第 7 章）的使用方法。在结构解析的过程中，经常会遇到结构无序问题和绘图问题，因此，进一步介绍了无序结构的处理方法（第 8 章）和用 Diamond 软件绘制晶体结构图（第 9 章）。有了单晶衍射的基础知识后，第 10 章介绍了单晶 X 射线晶体学在药学研究中的应用。除了单晶衍射外，粉晶衍射在药物研究中也有多方面的应用，因此，在第 11 章中介绍药物粉晶 X 射线衍射分析。在药物分子中，小分子药物是主体，但也有部分大分子药物，例如，胰岛素和抗体等，此外，药物分子与靶标的相互作用也是理解药物分子作用机制的关键。因此，在第 12 章中，介绍了蛋白质晶体学与药-靶相互作用。此外，"单晶培养"涉及的结晶条件筛选等问题让药学领域不少研究者黯然神伤；同时，"结构无序"是另一个让人束手无策的难题，本书专门介绍了大小分子的晶体生长和无序处理方法。通过学习，大家可以快速了解《药物晶体学》的基本理论和关键技术，对单晶培养、结构无序等难点的掌握也快人一步。

本教材获暨南大学研究生教材建设项目资助，同时得到业内众多同行支持。本教材由江仁望（暨南大学）、徐君（天津大学）、郭靖（中山大学）、韦张文（中山大学）、徐未（暨南大学）、周政政（南方医科大学）、王高乾（暨南大学）共同编写。教学团队从事药物晶体学研究工作近 20 年，长期讲授本科生《药物晶体学》和研究生《药物晶体学进展》等课程，具有丰富的教学经验。由于时间仓促，书中难免有不当之处，敬请读者批评指正。

编者

2024 年 8 月

目录

第 3 章　X 射线的产生和性质　// 035

第 4 章　晶体对 X 射线衍射的原理　// 038

第 9 章   使用 Diamond 软件绘制晶体结构图 // 137

第 10 章   单晶 X 射线晶体学在药学研究中的应用 // 163

第 11 章　药物粉晶 X 射线衍射分析　∥　170

第 12 章　蛋白质晶体学与药-靶相互作用　∥　192

第1章
药物晶体学概述

药物晶体学就是采用晶体学技术来研究药物的一门新兴学科。这门学科涉及晶体学和药学两方面的知识。

1.1 晶体学概述

晶体学，又称结晶学，是一门以确定固体中原子排列方式为目的的实验科学。研究晶体学的方法有三种，包括 X 射线衍射、中子衍射和电子衍射。

1.1.1 X 射线衍射

X 射线衍射（X-ray diffraction，XRD）[1]是利用 X 射线来研究晶体中原子排列的学科。更准确地说，利用原子中的电子对 X 射线的散射作用，X 射线晶体学可以获得晶体中电子云密度的分布情况，再从这个信息中获得原子的位置信息，即得到晶体结构。

由于所有的原子都含有电子，并且 X 射线的波长范围为 0.001～10nm（即 0.01～100Å），其波长与成键原子之间的距离（1～2Å 附近）为同一数量级，因此晶体是 X 射线的天然三维光栅，可用于研究各类晶态分子的结构。但是，到目前为止还不能用 X 射线对单个分子成像，因为没有透镜可以聚焦 X 射线，而且 X 射线对单个分子的衍射能力非常弱，无法被探测。而晶体（一般为单晶）中含有数量巨大的位相相同的分子，这些分子对 X 射线的衍射叠加在一起就能够产生足以被探测的信号。从这个意义上说，晶体就是一个 X 射线衍射的信号放大器。X 射线晶体学将 X 射线与晶体学联系在一起，从而可以对各类晶体结构进行研究。

1895 年，伦琴发现了 X 射线；1912 年劳厄发现晶体对 X 射线的衍射现象，揭示了 X 射线的本质和晶体的原子结构特征，为晶体结构分析奠定了基础。当一束单色 X 射线入射到晶体时，由于晶体是由规则排列微观粒子（原子、分子或离子）组成，它们的原子间距离与入射 X 射线波长有相同数量级，故由不同原子散射的 X 射线相互干涉，在某些特殊方向上产生强 X 射线衍射，衍射线在空间分布的方位和强度，与晶体结构密切相关，这就是 X 射线衍射的基本原理。

X 射线衍射法用于药物研究一般有两种方法：X 射线单晶衍射法和 X 射线粉晶衍射法。单晶衍射法是研究和确认化学药物结构最可靠的方法，但单晶样品难获得（需要获得大于 0.1mm 的单晶体）；粉晶衍射法可用于检测化学药物的纯度、晶型稳定性、识别药物制剂中原料药含量、晶型变化等，样品较易获得，且图谱一般具有较强专属。

1.1.2 中子衍射

除 X 射线衍射外，我们还可利用中子衍射来探测原子的排列方式[2]，中子衍射（neutron diffraction）通常指德布罗意波长为 1Å（1Å=0.1nm）左右的中子（热中子）通过晶态物质时发生的布拉格衍射。它能得到其他手段不能获取的结构信息，将工程师的梦想变成现实。这种技术的主要优势在于：

① 对于大多数工程材料而言，穿透能力在厘米量级；

② 无损测量，并能监视现实环境和加载条件下，残余应力的演化；

③ 提供容易调整的空间分辨，适合解决工程部件的应力梯度问题；

④ 可测定大块材料内的宏观应力、特殊相应力及晶粒间的应力。中子是电中性的（没有净电荷），被原子核反射，因此能够非常精细地确定原子位置。中子还带有磁矩，所以它还具有另一个独一无二的功能，即探测材料内部磁矩的排列方式，研究固体磁性的起源。

1.1.3 电子衍射

微晶电子衍射（MicroED）是一种新兴的小分子结构解析技术[3-6]。它是通过冷冻电镜获得小分子微晶的衍射图谱，从而解析小分子的高分辨结构（超过 1.0Å）。MicroED 技术在药物结构鉴定、晶型鉴定以及杂质鉴定等领域有着巨大的应用前景，因此，此技术引起了药物研发行业的极大兴趣。X 射线单晶衍射技术作为小分子结构晶型鉴定的金标准，其痛点在于所需单晶尺寸（几百微米）培养难度大、耗时长且具有不确定性。很多小分子只能形成纳米级别的晶体，X 射线单晶衍射技术对于如此小的晶体无能为力，而 MicroED 技术则可直接利用这些纳米级微晶来鉴定结构，完美地跳过了 X 射线的技术痛点。

X 射线衍射技术对于晶体的大小有限制，即使是应用同步辐射光源也只能解析大于微米级的晶体，无法对纳米晶体的结构进行解析。相对于 X 射线，电子束由于具有更短的波长以及更强的衍射，因此电子衍射应用于纳米晶体的结构分析具有特别的意义，透射电镜不仅可对纳米晶体进行高分辨成像而且可进行电子衍射分析，已成为纳米晶体材料不可缺少的研究方法，包括判断纳米结构的生长方向、解析纳米晶体的晶胞参数及原子的排列方式等。

1.2　晶体学的发展历程

1.2.1　X射线衍射分析相关的诺贝尔奖

X射线衍射的发现和应用，诞生了很多诺贝尔奖获得者（表1-1）。

1895年，德国物理学家伦琴，发现X射线，并获得1901年首届诺贝尔物理学奖。

1912年，德国物理学家劳厄，发现晶体对X射线的衍射现象，总结出劳厄方程，解释了X射线、晶体和衍射方向的关系。1914年，劳厄获得诺贝尔物理学奖，开创了X射线晶体学研究领域。

1913年，英国物理学家布拉格父子，研制出世界上第一台X射线衍射仪。总结出布拉格方程，奠定了近代晶体学的发展基础。1915年，布拉格父子获得诺贝尔物理学奖。

1953年3月沃森、克里克和威尔金斯根据DNA晶体的X射线衍射花样，发现了DNA分子的双螺旋结构。这个成果于同年的4月25日发表在《自然》杂志。这三人荣获1962年诺贝尔生理学或医学奖。

1957年，英国的霍奇金教授完成维生素B_{12}的晶体结构测定，并于1964年获得诺贝尔化学奖。

1961年，英国肯德鲁运用X射线衍射测定生物大分子肌红蛋白的三维结构；佩鲁茨对血红蛋白的结构进行了X射线衍射分析。这两人获得1962年诺贝尔化学奖。

20世纪60年代开始，伴随计算机发展，X射线衍射进入智能分析阶段。豪普特曼和卡尔研究晶体结构计算方法，发明了直接计算相位的直接法，他们获得1985年诺贝尔化学奖。

表1-1　1994年前，X射线衍射分析相关的诺贝尔奖

年份	学科	得奖者	内容
1901	物理	伦琴（Wilhelm Conrad Röntgen）	X射线的发现
1914	物理	劳厄（Max von Laue）	晶体的X射线衍射
1915	物理	亨利·布拉格（William Henry Bragg）	晶体结构的X射线分析
		劳伦斯·布拉格（William Lawrence Bragg）	
1917	物理	巴克拉（Charles Glover Barkla）	元素的特征X射线

续表

年份	学科	得奖者	内容
1924	物理	西格班（Karl Manne Georg Siegbahn）	X射线光谱学
1937	物理	戴维森（Clinton Joseph Davisson）	电子衍射
		汤姆孙（George Paget Thomson）	
1954	化学	鲍林（Linus Carl Pauling）	化学键的本质
1962	化学	肯德鲁（John Charles Kendrew）	蛋白质的结构测定
		帕鲁茨（Max Ferdinand Perutz）	
1962	生理学或医学	克里克（Francis Harry Compton Crick）	脱氧核糖核酸DNA测定
		沃森（James Dewey Watson）	
		威尔金斯（Maurice Hugh Frederick Wilkins）	
1964	化学	霍奇金（Dorothy Crowfoot Hodgkin）	青霉素、维生素B_{12}的结构测定
1985	化学	豪普特曼（Herbert Aaron Hauptman）	直接法解析结构
		卡尔（Jerome Karle）	
1986	物理	鲁斯卡（Ernst Ruska）	电子显微镜 扫描隧道显微镜
		宾尼希（Gerd Binnig）	
		罗雷尔（Heinrich Rohrer）	
1994	物理	布罗克豪斯（Bertram Neville Brockhouse）	中子谱学
		沙尔（Clifford Glenwood Shull）	中子衍射

1997年，保罗·博耶、约翰·沃克、因斯·斯寇因为在应用X射线衍射技术研究ATP酶结构方面的贡献而获得了诺贝尔化学奖。

2003年，罗德里克·麦金农由于在应用X射线衍射技术研究细胞膜离子通道的结构和机理方面的贡献而获得了诺贝尔化学奖。

2006年，罗杰·科恩伯格因为在应用X射线衍射技术研究真核转录的分子机制方面的贡献而获得了诺贝尔化学奖。

2009年，文卡特拉曼·拉马克里希南、托马斯·施泰茨和阿达·约纳特由于应用X射线衍射技术研究核糖体结构和功能而获得了诺贝尔化学奖。

2011年，达尼埃尔·谢赫特曼因为应用X射线衍射技术发现准晶，获得诺贝尔化学奖。

2012年，罗伯特·莱夫科维茨和布莱恩·科比尔卡由于应用X射线衍射技术研究G蛋白偶联受体而获得了诺贝尔化学奖。

总而言之，在晶体学领域，迄今共有约30位诺贝尔奖获得者。X射线晶体学源于物理学的发现，逐步应用到医学、化学、生物化学和药学等领域，并推动了这些学科的发展。

1.2.2　我国X射线晶体学的发展历程

前辈胡刚复、叶企孙和吴有训先生分别于1918年、1924年和1926年从美国学成回国，他们都做过 X 射线有关的研究，都很熟悉劳厄和布拉格父子的工作。我国第一代 X 射线晶体学家余瑞璜和陆学善以及回国较晚的卢嘉锡都是他们的弟子。

20 世纪 40 年代，唐有祺先生去美国加州理工学院主攻化学键本质和 X 射线晶体学。1950 年，他的老师鲍林（Pauling）将唐有祺介绍给德国的马·普研究所所长劳厄。1951 年，唐有祺回国途中经过英国，去剑桥拜访了布拉格，又去了瑞典的斯德哥尔摩，参加国际晶体学联合会第二届大会。

1965—1967 年，梁栋材先生师从诺贝尔奖获得者霍奇金（Hodgkin）教授，从事晶体学研究。

2013 年 9 月 16 日，瑞典皇家科学院宣布授予清华大学施一公教授爱明诺夫奖（Gregori Aminoff Prize），奖励他运用 X 射线晶体学手段在细胞凋亡研究领域做出的突出贡献。

2015 年 10 月屠呦呦教授获得诺贝尔生理学或医学奖，青蒿素的三维结构由单晶 X 射线衍射分析得到，为获奖提供了坚实的基础。

1.3　药学概述

药学是连接健康科学和化学科学的学科，它承担着确保药品的安全和有效使用的职责。药学主要研究药物的来源、性状、作用、分析、鉴定、调配、生产、保管和寻找（包括合成）新药等，主要任务是不断提供更有效的药物和提高药物质量，保证用药安全，使病患以伤害最小、效益最大的方式治疗或治愈。药学所研究的药物是一种可以用来预防和治疗疾病的物质[1]。

现代化学、物理学、生物学、解剖学和生理学的兴起，大大促进了药学的发展。其主要标志就是学科分工越来越细，药学诞生了，而且它又与其他学科互相渗透成为新的边缘学科。尤其是受体学说和基因工程的创立，为药学的发展带来了新的飞跃。

1.4　晶体学与药学的关系

将晶体学技术应用于药学研究，促进了药学的发展。晶体学技术在药学研究中有以下四方面的作用。

（1）新药的结构确证

新药的结构包括平面结构和立体结构研究（即构型研究）。大多数药物分子为有机分子，其三维结构直接影响药物的性质。结构分析是认识药物分子的第一步。结构测定是新药研究的第一步。早期的结构鉴定方法以化学方法为主，通常以颜色的变化和沉淀的生成来鉴定特定的官能团，但这种方法需要的样品量多、耗时长且不准确。随着现代科学技术的进步，波谱学成为结构鉴定的主流方法，红外光谱（IR）、紫外光谱（UV）、核磁共振谱（NMR）、质谱（MS）等波谱技术广泛应用于新药的结构鉴定。但这些波谱方法主观性强，有时推导不正确。单晶X射线衍射能在原子水平上提供药物的三维结构信息，是测定新药结构的可靠方法。例如，青蒿素的立体结构是李鹏飞、梁丽等人以直接法、氧原子反常散射测定的[7-9]。X射线晶体衍射是测定出青蒿素三维结构的唯一方法。青蒿素的研究由此站上了一个新台阶，令西方科学家对中国科学家在中药有效成分的出色研究刮目相看，也为屠呦呦的青蒿素研究获得诺贝尔奖奠定了坚实基础。这一结构完全正确，沿用至今，没有修改，当年中国科学院上海有机化学研究所等单位以一维核磁共振等波谱手段取得不少青蒿素的化学结构信息，推测出一些结构片段，但不足以解析其完整立体构型。

（2）新药设计

X射线晶体学以原子或接近原子分辨率破译生物大分子的三维结构，在结构生物学领域中发挥了重要作用。今天，特别是随着大规模结构基因组学的出现，以及临床相关药物靶标的出现，这场革命仍在取得重大进展。此外，蛋白质晶体学技术和方法的进步导致产生晶体结构所需的时间急剧减少，而且获得了一系列蛋白质-配体复合物的三维结构。这些发展不仅能够收集到大量的结构数据，而且还为"高通量"蛋白质晶体学在药物发现中的应用铺平了道路。蛋白质结构信息不仅能阐明结构-活性关系（SAR），揭示结合模式和生物活性构象，揭示新的结合口袋或变构结合位点，还开创了新的多样化的药物发现途径，如虚拟筛选、合理设计化合物文库、新骨架的从头设计（de novo），等等。

（3）药物的晶型研究

一种物质存在两种或两种以上的固体物质状态称为多晶型现象，也称"同质异晶现象"。不同晶型的药物存在截然不同的性质差异，不同晶型药物间的差异不仅表现在外观、熔点、密度、硬度、折光度、溶解度、溶解速率等理化性质上，更重要的是常常体现在生物利用度、毒副作用等药效学性质上。此外，还可能表现在稳定、亚稳定、不稳定等热力学性质的差异。多晶型现象直接影响药品的有效性、安全性和药品质量。

药物多晶型的形成，根本原因是分子排列的变化，包括物质状态差异、分子排列、分子构象、结晶溶剂、结晶水、分子作用力等方面。但通常情况下，一个药物的多晶型成因往往是多种因素共同作用的。除了这些根本原因使其从内在发生变化，不同的环境参数则是促使并诱导药物产生不同晶型物质的外部因素。如样品制备过程中单一溶剂的种类，混合溶剂的数量、种类与比例，溶液的过饱和度等参数，以及温度、湿度、压力、时间、速度等参数的改变，都可能诱导不同晶型的产生。

　　我国目前的现代化学药开发仍然是以仿制药为主，创新为辅，我国市场应用的化学药物95%是仿制药。因此随着国际制药企业对药物晶型的重视与利用，我国也随之进入晶型药物开发阶段。目前市场上热门的仿制药物品种，很大比例都存在多晶型问题，如抗血小板聚集药物硫酸氢氯吡格雷、自由基清除剂依达拉奉、抗真菌药伏立康唑、抗痛风药非布司他、治疗粒细胞白血病药伊马替尼、抗乙型肝炎病毒药恩替卡韦等。

　　药物晶型研究依次分为晶型的筛查和制备、表征分析、成药性评价和质量控制等不同阶段。

　　晶型的筛查和制备技术包含两方面内容，一是晶型筛查，二是晶型制备。晶型筛查的目的是尽可能发现不同晶型物质状态，为后续晶型评价、获得优势药物晶型提供全面的物质基础；而晶型制备则是通过条件参数的优化，获得尽可能纯的晶型纯品。在晶型的筛查和制备技术中，可以采用化学方法、物理方法、化学物理联合等多种方法。其中化学方法是晶型药物研究中最为常用的方法，按照重结晶技术种类划分，常用的化学方法包括溶剂挥发法、旋转蒸发法、回流重结晶法、快速沉淀法、喷雾干燥法、悬浮搅拌法、pH变化法等。

　　晶型的检测分析技术是阐释晶型成因、认识晶型本质的"眼睛"。定性方法可以实现药物不同晶型的识别与鉴定，定量方法可以完成原料药晶型纯度与制剂晶型含量的质量控制。目前应用于晶型领域的检测方法主要有：①衍射分析，包括单晶X射线衍射分析、粉晶X射线衍射分析；②热分析，主要包括差示扫描量热分析、热重分析、熔点分析等；③光谱分析，主要包括红外光谱法、近红外光谱法、拉曼光谱法等；④波谱分析，如固态磁共振波谱法；⑤显微分析，包括光学显微镜法、扫描电子显微镜法、热台显微镜法、偏光显微镜法等；⑥其他方法，如近年来兴起的太赫兹法、动态水吸附法等。

　　（4）阐明药物分子与靶标的相互作用

　　众所周知，X射线单晶衍射技术在表征化合物结构中具有举足轻重的作用。对于生物分子的结构解析，X射线晶体学同样占据重要地位。在药物研发过程中，活性化合物与生物分子复合物的共结晶（简称共晶）结构解析无疑成为药靶确认的强有力工具。

　　药物分子与其靶标的共晶X射线衍射分析被认为是确定靶标的最终标准。因此，X射线晶体学筛选具有以下优点：片段结合模式立即可用。尽管该方法长期以来一直受到相对较低的效率和较高投资的限制，使用同步辐射和自动化已大大降低了筛选较大的化合物库的限制。该技术的缺点是蛋白质晶体系统必须强大，能用高浓度的配体浸泡，并且必须具有通道，以使药物分子易于穿透并进入结合位点[10]。

　　优势：能明确化合物关键片段与生物分子直接相互作用的具体结合位点信

息，这是其他技术所不能提供的。精确到原子级别的相互作用信息可以称得上是药物化学家手中的利剑。

局限：被研究的生物分子要能够很好地结晶，并且能获得化合物与生物分子的共晶。无法对相互作用强度进行相对定量。整个研究过程需要大量的生物分子，且实验周期较长。

1.5　药物晶体学的研究范围

药物晶体学可以定义为是一门通过晶体学方法来研究结晶态药物分子结构及其排列方式的学科。药物晶体学的研究对象既包括小分子、大分子（核酸或蛋白质分子）、蛋白质和配体复合物等的三维结构，也包括药物的晶型。

药物是一种可以用来预防和治疗疾病的物质 [11]。通常情况下，药物可以被制成气态形式（如气雾剂）、半固体形式（如软膏）、液体形式（如注射剂）和固体形式（如颗粒）。药物的稳定性、生物利用度及疗效会因不同的制剂状态而不同 [12]。此外，不同的药物结构和药物晶型，它们的药效也不一样，甚至会产生毒性。

1.5.1　分子的手性对药效的影响

手性是指一种物体的镜像不能与其自身相重合的性质。通过 X 射线衍射分析，可以获得药物分子中各原子的坐标，从而确定分子的构型。许多药物分子有多种构型，但人体中的受体只能结合特定的构型，即只有特定构型的药物分子才能产生疗效。抑制妊娠反应的药物沙利度胺（thalidomide）是现代医学史上的一个手性药物的典型案例。孕妇服用沙利度胺可以治疗晨吐，但后来发现它会引起胎儿的发育缺陷，造成婴儿四肢发育不良。沙利度胺有（R）-thalidomide 和（S）-thalidomide 两种构型，二者互为对映体（见图 1-1）。沙利度胺的 R 构型是安全的，而 S 构型则有致畸作用 [13]。在 20 世纪 50 年代末和 60 年代初，虽然沙利度胺在世界范围内被禁止使用，但科学研究又发现它对一系列癌症和炎症性疾病等都有治疗作用 [14,15]。沙利度胺不但促使了药物监管制度的变革，还促进了免疫、抗炎、血管生成抑制剂、抗肿瘤药物的发展。药物晶体学采用 X 射线衍射的方法对药物分子的三维结构进行分析，是研究药物分子手性的重要手段。

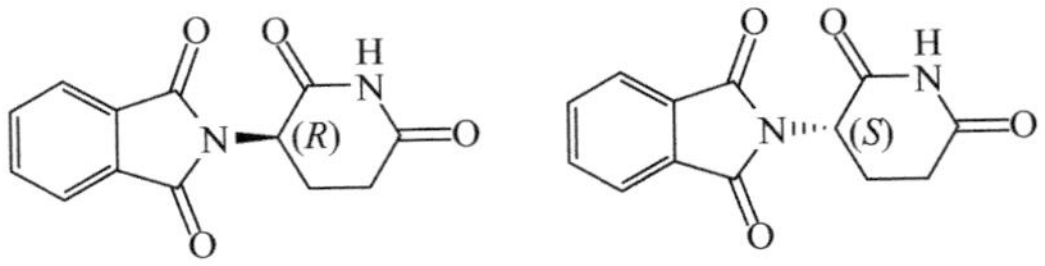

图 1-1　沙利度胺的对映异构体 [16]

1.5.2 晶型对药物的影响

晶型是指一种由分子之间的作用力而形成的特定的堆积形式。不同药物晶型的生物利用度有差异，从而产生药效差别。有研究表明，仿制药、原研药、同一生产企业同种药物的不同生产批次的疗效可能存在差异，原因之一可能是固体药物的晶型存在差异。比如：那格列奈的 S 晶型与临床使用的 H 晶型溶解度均大于 B 晶型[17]。阿司匹林有晶型 I 和晶型 II（见图 1-2），其中晶型 II 的溶解速度比晶型 I 快 50%[18]。两种晶型晶体结构的差别在于：在沿着 b 轴方向上，晶型 II 的氢键作用是以规则锯齿的方式连接（catemer）；晶型 I 的氢键作用方式是以二聚体的形式（dimer）。这意味着我们只有掌握更多的固体药物的晶型信息，并研究引起晶型变化的各种条件，才能发现性质更好的药物晶型，从而改善药物的溶出速度和生物利用率，确保药物晶型的稳定性，提高药物的疗效和安全性。

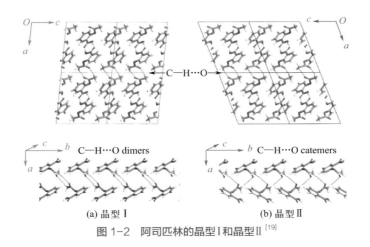

(a) 晶型 I   (b) 晶型 II

图 1-2　阿司匹林的晶型 I 和晶型 II [19]

依据药物晶型稳定性，多晶型药物的晶型可分为稳定晶型、亚稳定晶型和不稳定晶型。晶型稳定性是指一种药物的晶型受环境条件的变化而转变为另一种更稳定晶型的现象。临床上使用的药物要求具备晶型稳定性，这样有利于控制疗效不会在使用中变化。稳定晶型的优势是化学稳定性好、熔点高，但是溶出率慢、溶解度小；不稳定晶型的劣势是化学稳定性差，但是溶出率快、溶解度大；亚稳定晶型介于前两者之间，在一定时间内，亚稳定晶型会向稳定晶型转变，比如，雅培（Abbott）公司开发的 HIV 蛋白质抑制剂利托那韦。从利托那韦的发现到提交新药申请，当时认为只存在一种晶型。进入市场一段时间后，发现一些药物未能达到溶出度要求。对这一现象的研究表明，利托那韦存在另一种晶型（II型），而不是已知的晶型（I型）。这两种晶型的物理性质（如溶解性）有很大不同，晶型Ⅱ比Ⅰ在水介质中溶解度低[20]。

小结

具体来讲，药物晶体学的研究主要包括两个方面：

① 药物的三维结构分析，特别是新化合物和新骨架的结构分析，药物的绝对构型和构象分析。

② 药物的晶型研究。许多药物分子存在多晶型现象。晶型不同，影响药物的生物利用度，有些晶型可入药，但有些晶型不能入药，故需要深入研究。

习题

1. 研究晶体的方法有哪些？
2. 晶体学在药学中有哪些作用？
3. 请列举在晶体学发展早期的诺贝尔奖获得者。

参考文献

[1] Rodríguez I, Gautam R, Tinoco A D. Using X-ray diffraction techniques for biomimetic drug development, formulation, and polymorphic characterization [J]. Biomimetics, 2020, 6(1): 1.

[2] 徐小严, 吕玉延, 张获, 等. 中子衍射测量残余应力研究进展 [J]. 材料导报 A, 2015, 29(5): 120-125.

[3] 郭可信, 叶恒强, 吴玉琨. 电子衍射图在晶体学中的应用 [M]. 北京: 科学出版社, 1983.

[4] Ding Y, Wang Z L. Structure analysis of nanowires and nanobelts by transmission electron microscopy [J]. J Phys. Chem B, 2004, 108: 12280.

[5] Zou X, Hovmöller S. Electron crystallography: Imaging and single-crystal diffraction from powders[J]. Acta Crystallographica Section A, 2008, 64: 149-160.

[6] Willhammar T, Yun Y, Zou X. Structural determination of ordered porous solids by electron crystallography [J]. Advanced Functional Materials, 2014, 24: 182.

[7] 梁丽. 青蒿素分子和立体结构测定的历史回顾 [J]. 生物化学与生物物理进展, 2017, 44(1): 6-16.

[8] 青蒿素结构研究协作组. 一种新型倍半萜内酯——青蒿素 [J]. 科学通报, 1977, 22(3): 142.

[9] 华庆新. X 射线晶体衍射是解析出青蒿素三维结构的唯一方法 [J]. 生物化学与生物物理进展, 2017, 44(1): 17-20.

[10] Hubbard R E, Murray J B. Experiences in fragment-based lead discovery[J]. Methods in Enzymology, 2011, 3: 509-531.

[11] Köhler M, Haag S, Biester K, et al. Information on new drugs at market entry: Retrospective analysis of health technology assessment reports versus regulatory reports, journal publications, and registry reports[J]. BMJ, 2015, 350: h796.

[12] Braga D, Casali L, Grepioni F. The relevance of crystal forms in the pharmaceutical field: Sword of damocles or innovation tools[J]. International Journal of Molecular Sciences, 2022, 23(16): 9013.

[13] Ito T, Ando H, Suzuki T, et al. Identification of a primary target of thalidomide teratogenicity[J]. Science, 2010, 327(5971): 1345-1350.

[14] Kim J H, Scialli A R. Thalidomide: The tragedy of birth defects and the effective treatment of disease[J]. Toxicological Sciences, 2011, 122: 1-6.

[15] Eleutherakis-Papaiakovou V, Bamias A, Dimopoulos M A. Thalidomide in cancer medicine[J]. Annals of Oncology, 2004, 15: 1151-1160.

[16] Tokunaga E, Yamamoto T, Ito E, et al. Understanding the thalidomide chirality in biological processes by the self-disproportionation of enantiomers[J]. Sci Rep, 2018, 8: 17131.

[17] 李钢, 徐群为, 李瑞, 等. 那格列奈的多晶型与溶解度 [J]. 化学学报, 2007, 65: 2817-2820.

[18] Tawashi R. Aspirin: Dissolution rates of two polymorphic forms[J]. Science, 1968, 160: 76.

[19] Verstraelen T. Ranking molecular crystal structures with many-body expansion QM/MM scheme [D]. Ghent: Ghent University, 2019.

[20] Chemburkar S R, Bauer J, Deming K, et al. Dealing with the impact of ritonavir polymorphs on the late stages of bulk drug process development[J]. Organic Process Research & Development, 2000, 4: 413-417.

第2章
晶体

2.1　晶体的概念和分类

　　自然界中，物质可以分为三种存在状态：气态、液态和固态。在一定条件下，物质可以由一种状态变为另一种状态，这种过程称为相变（phase transition）。固态还可以分为结晶态（crystalline）和非结晶态（non-crystalline 或者 amorphous）两种。在一定条件下，一种晶型可以变为另一种晶型，这种状态的变化称为多晶型（polymorphism）[1]。根据晶粒聚集状态的不同，结晶态物质还可以进一步分为单晶（single crystal）和多晶（polycrystalline）。依据晶粒尺度的大小和衍射仪器的不同，结晶态物质可以分为用于单晶 X 射线衍射的微米级晶体（10～300μm）和用于微晶电子衍射（Micro-ED）的纳米级晶体（100～700nm）。

2.1.1　物质的气态、液态和固态 [2]

　　在日常生活中，人类可以通过感官感受到物质的大小、重量、颜色、气味、机械和电磁性质，这些性质可以统称为"物质的宏观性质"。通俗地讲，由于物质是由微粒（原子、离子和分子）组成，所以物质的宏观性质由物质中的微粒的组成和排列方式决定。下面我们以宏观和微观两种方式来介绍物质的三个基本状态。

　　固态物质是一种具有特定体积和形状的物质。固态中微粒的排列可以是规则和有序的（即晶体），也可以是不规则和无序的（非晶体）。微观粒子之间以键（较强的相互作用力）的方式结合存在。分子内的键有离子键、共价键和金属键等；分子间的键合作用有氢键、范德瓦尔斯力和 π-π 作用力等。固态中的微粒依靠自身的动能在其自身的平衡位置做随机方向的振动，但是固态中微粒的动能不能克服微粒之间的键合力（势能），即微粒不能离开自己的平衡位置，因此固体有特定的体积，也有特定的形状。

液态物质是一种具有体积，但没有特定的形状，并能够流动的物质。液体中的微粒相互之间存在较强的作用力（分子间作用力），这些微粒的排列形式接近于固体中的非晶体。液体中的微粒也是依靠自身的动能在自身平衡位置附近做随机的振动，但与固体不同的是，此时液体中微粒拥有的动能大于微粒之间的作用力（势能），即微粒会挣脱周围分子的势能束缚而转移到另一个新的平衡位置，因此液体具有流动性（原因是粒子的动能大于微粒之间的势能）。

气态物质是一种没有特定形状，也没有特定体积的物质。气体微粒之间的间距很大，气体微粒的动能远远大于其势能（它们的相互作用力极小），所以，气体微粒可以在特定空间内不停地做布朗运动。在容器中，它们与其他气体微粒或器壁发生碰撞（即气体压力），因此气体会充满整个容器。

2.1.1.1　固态物质的分类

固态物质一般可分为晶体、非晶体两大类。

（1）晶体

晶体是一种内部的微粒，在三维空间内，呈现规则的周期性排列，并组成一定形式的晶格的固态物质。通常情况下，晶体的外形上表现为棱角分明的几何多面体，并具有固定熔点和各向异性等特点。由于生长的条件不同，晶体在外形上可能有明显的变化，但同种晶体晶面间夹角是一定的，称为晶面角守恒定律[3]。晶体按其内部对称性可分为 7 大晶系和 14 种点阵类型。晶体中的分子和分子之间都有固定的对称性，可分为 32 个点群和 230 个空间群。

（2）非晶体

非晶体是指微观粒子在三维空间内呈现无规则和无周期性地排列而成的固体物质。非晶体又称无定形物质或玻璃体。非晶体有如下特性：宏观性质具有均匀性，这种均匀性来源于微粒的无序分布；物理性质不随测定方向而变化，称为各向同性；没有固定的熔点；由于微粒的排列没有周期性，非晶体不能对 X 射线产生明暗相间的衍射效应。

2.1.1.2　晶体的分类

晶体一般可分为单晶和粉晶。

（1）单晶

理想（完美）的单晶（perfect crystal）是在三维方向上，物质内部的微粒呈现周期性排列的固体。然而，微粒在实际的单晶中并不具有严格的三维方向上的周期性。实际的晶体是一种由不完全规则排列的较小晶粒（称为镶嵌块）组成的固体（见图 2-1）。微粒只在晶粒内呈现周期性排列，而不是在整个晶体中呈现周期性排列。实际晶体的质量可以由这些小晶粒的取向程度决定，称为镶嵌度

（mosaicity）。质量好的晶体的镶嵌度低于 0.2 度。质量差的晶体的镶嵌度大于 1.0 度 [4]。通常情况下，晶体的冷冻条件可引起晶体的镶嵌度变大，这是因为冷冻晶体可能会使晶粒移动。在某些情况下，晶体退火可显著改善晶体的镶嵌度，提高晶体的衍射能力 [4]。

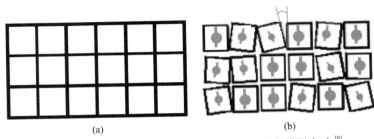

（a）　　　　　　　　　　　（b）

图2-1　理想晶体的模型（a）和实际晶体的镶嵌块模型（b）[5]

绿色代表分子的排列取向；红色标记代表两个晶粒之间取向的角度

（2）粉晶（polycrystalline）

粉晶（也称多晶）是指一种由许多不同取向的微小晶体（晶粒）组成的固体颗粒的聚集体 [图 2-2（a）]。每个颗粒中的微小晶粒都可以被认为是一个单晶，在晶粒中的微粒排列结构具有长程有序性 [图 2-2（b）]。在各向同性多晶固体中，相邻晶粒之间取向是随机的。相邻晶粒之间的边界称为晶界 [图 2-2（c）]。因此，在整个颗粒内，多晶样品的周期性只存在于颗粒中的微小晶粒中。

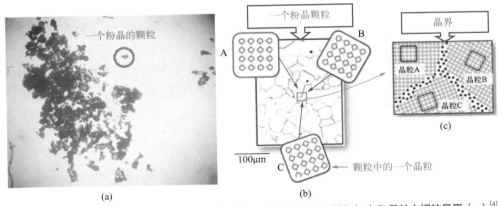

（a）　　　　　　　　　　　（b）

图2-2　显微镜下的众多颗粒聚集的粉晶晶体（a）、粉晶的颗粒和晶粒（b）和晶粒之间的晶界（c）[4]

2.1.1.3　固态药物的分类

固态药物可分为手性药物、盐型药物、共晶药物、溶剂化物 / 水合物晶型药物、多晶型药物和非晶体药物等 [5]。

（1）手性药物

手性药物（chiral drug）是指一种分子的镜像与其自身相互不能重合的药物。根据不同的命名法则，手性分子可以被命名为 *R*-型或 *S*-型。对于氨基酸和糖的 D-型或 L-型，D 和 L 表示偏振光的右旋（顺时针）和左旋（逆时针）。每一对对映异构体呈现的物理化学性质常常是不同的（不只是体现在旋光性上），例如反应停（*R*-型、*S*-型沙利度胺）。

（2）盐型药物

盐是一种由阴离子和阳离子组成的化合物。盐型药物是一种成分为阳离子或阴离子的多组分并含有带电荷的物质。市场上，50% 的药物都是盐类晶体[5]。成盐能提高不易溶解的化合物的溶解性，从而提高生物利用度。同时，成盐也可以降低易溶解化合物的溶解性，改变物理性质，如熔点、结晶性和机械性能等。

（3）共晶药物

药物共晶体是在同一晶格中药物分子和其他化学成分通过非共价相互作用形成的有序排列的固体。常见的分子间作用力为氢键、范德瓦尔斯力和 π-π 相互作用力等。共晶通常会呈现出不同于母体药物的物理和化学性质，例如溶解度、溶解速率、熔点、化学性质稳定性和机械性能等。

（4）溶剂化物和水合物晶型药物

一般来说，溶剂化物和水合物晶型药物是指药物分子与溶剂分子共同形成规则排列的固体。当溶剂分子为有机溶剂时，形成的晶体为溶剂化物；当与药物分子共同形成晶体的溶剂分子是水分子时，该晶体为水合物。药物分子和溶剂分子形成溶剂化物／水合物的倾向性与它们的结构密切相关。

（5）多晶型药物

多晶型是指一种物质的化学成分相同但具有两种或两种以上的空间排列的现象（polymorphism）。由于受各种环境因素的影响，在结晶过程中，分子内或分子间成键形式发生改变，使得分子或原子在空间排列不同，形成不同的晶体结构。

多晶型现象在自然界中也很常见，比如，碳有金刚石和石墨两种晶型。金刚石中的每个碳原子都与四个碳原子形成四面体的 sp^3 杂化共价键合。这些四面体在三维空间网络中又形成了零环张力的稳定的六元碳环椅式构象。这种由共价键和椅式构象组成的稳定网络是金刚石具有高硬度和高化学稳定性的原因。石墨呈现出比较松软的性质是因为石墨与金刚石的结构不同。石墨是碳的一种稳定存在的结构形式。石墨具有层状结构。在每一层中，碳原子以 sp^2 杂化共价结合成六边形晶格；层之间只存在弱分子间吸引力（范德瓦尔斯力），层间距离为 3.4Å。范德瓦尔斯力比共价键弱，很容易被破坏，所以这是石墨呈现松软的原因。

（6）非晶体药物

非晶体（无定形）是一种分子呈不规则排列而成的固体状态。通常，非晶体药物中的有机小分子的有序长度小于 2.5nm[5]。在无定形状态下，分子的排列没有周期性，分子通过分子间相互作用保持凝聚状态，这使其不仅具有固体的机械性质，还呈现出液体的性质。无定形药物中的分子没有晶格能的束缚，使药物分子更容易分散，从而可以改善难溶性药物的溶解度和溶出速率，提高药物的生物利用度。然而，无定形属于热力学高能态，呈现出化学和物理不稳定性的劣势[5]。因此，在利用无定形态来提高分子在溶液中溶解性的同时，研发人员必须考虑到由于无定形态的不稳定性，可能会影响到制造和使用的过程中药物的剂量。

2.1.2 单晶、孪晶、粉晶、准晶、液晶

2.1.2.1 单晶

自然界中的物质通常以三种聚集态出现：固态、液态、气态。如果固态物质中，原子（或离子、分子）是按照一种确定的方式在三维空间做严格的周期性的排列，即相隔一定的距离（即周期）重复出现，这样的物质称为单晶。

2.1.2.2 粉晶

如果一个晶体是由许多具有随机取向的单晶组成，称之为多晶或粉晶（图 2-3）。

2.1.2.3 孪晶

如果一个晶体是由两个单晶体按照特定的取向生长结合在一起的就称之为孪晶（图 2-3）。

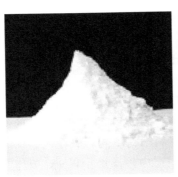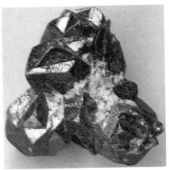

图 2-3 粉晶（左）和孪晶（右）

有机分子的晶体一般都是从溶液中通过结晶过程（一种准平衡态现象）获得的。按照不同的结晶条件可以得到多晶、孪晶或单晶体。

2.1.2.4　晶体点阵

晶体是由原子（分子或离子）按一种确定的方式在三维空间作严格周期性的规律排列构成的固体物质。如果以点阵代表周期重复的方式，以结构基元代表周期重复的内容，晶体结构可用下式表示：晶体结构 = 点阵 + 结构基元（图 2-4）。

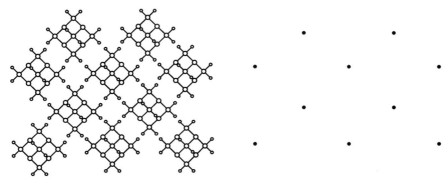

图 2-4　晶体结构 = 点阵 + 结构基元

2.1.2.5　晶体的性质

晶体的周期结构使它具备下述这些性质：

① 确定的熔点；

② 在合适的结晶条件下可以形成结晶多面体。例如食盐晶体具有立方体外形，各种天然有机分子的结晶常表现为针状、柱状、片状、块状或多面体形式；

③ 各向异性。即在晶体的不同方向上可以表现出不同的物理性质，如光学、力学、磁学性质等；

④ 均匀性。同一块晶体，其各部分的宏观性质相同。

2.1.2.6　非晶体

如果原子（或离子、分子）在空间的分布不具备这种严格的周期规律就称为非晶体，如：玻璃、塑料、松香、陶瓷等。玻璃（图 2-5）是一种较为透明的固体物质，在熔融时形成连续网络结构，冷却过程中黏度逐渐增大并硬化但不结晶的硅酸盐类非金属材料。普通玻璃的化学组成为 $Na_2O \cdot CaO \cdot 6SiO_2$，主要成分是二氧化硅。在实际工作中，部分人可能会将玻璃当成晶体。

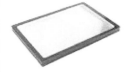

图 2-5　玻璃的外形

2.1.2.7 准晶

准晶亦称为拟晶（图2-6），是一种介于晶体和非晶体之间的固体。在准晶的原子排列中，其结构是长程有序的，这一点和晶体相似；但是准晶不具备平移对称性，这一点又和晶体不同。

普通晶体具有的是二次、三次、四次或六次旋转对称性，但是准晶的布拉格衍射图具有其他的对称性，例如五次对称性或者更高的六次以上对称性。获得2011年诺贝尔化学奖的谢赫特曼是第一个正式报道准晶的人。1984年他和以色列理工学院的同事

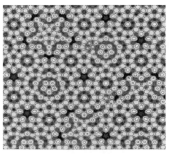

图2-6　准晶结构图

们在快速冷却的铝锰合金中发现了一种新的金属相，其衍射点具有明显的五次对称性。如今在钴、铁、镍等金属的铝合金中，准晶已经成为了一种见怪不怪的结构。准晶的其他特点包括磁性较强、在高温下也比晶体更有弹性、十分坚硬、抗变形能力也很强，因此可以作为商用价值很好的表面涂层。

2.1.2.8 液晶

液晶有两个熔点，把它的固态晶体加热到第1个熔点时，便熔成液体，只不过是浑浊的，而一切纯净物质熔化时却是透明的。如果继续加热到第2个熔点时，它似乎再次熔化，变成清澈透明的液体。

后来，德国物理学家列曼把处于"中间地带"的浑浊液体叫作液晶。

液晶自被发现后，人们并不知道它有何用途，直到1968年，人们才把它作为电子工业上的材料。

2.2　晶体的对称性

2.2.1　晶体的特征对称元素-平移

1912年劳厄的X射线衍射实验证实了晶体是由原子按照严格的周期排列规律而成。在平移对称元素的作用下，若沿t_1、t_2、t_3方向平移，图形将重复。平移对称元素是晶体的特征对称元素，所谓晶体系指其原子（离子、分子）间存在着严格确定的平移对称元素（图2-7）。

从海藻中可获得三萜硫酸盐，经过单晶培养、X射线衍射分析获得其晶体结构。从a-轴观察的堆积图，显示分子脚手架式结构（图2-8），左右呈周期性排列[6]。

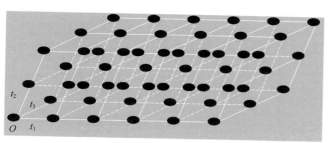

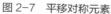

图2-7　平移对称元素

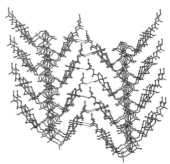

图2-8　三桔硫酸盐的晶体结构

2.2.2　晶体的宏观对称元素

在晶体的宏观观察（目测或显微镜）中所表现的对称性称为宏观对称性或外形对称性。晶体的宏观对称中允许存在的对称元素有对称轴、对称面、对称中心、反轴四类，统称为宏观对称元素。

（1）对称轴 N（1、2、3、4、6）

如果晶体内的一分子围绕轴转 $360°/N$，与另一分子重合，则晶体具有 N 次轴（图2-9）。5 次轴在普通晶体中不存在，但在准晶材料中存在。

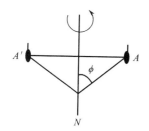

名称	国际符号	图示符号	对称操作	重复次数
一次对称轴	1	●	旋转360°	1
二次对称轴	2	↔	旋转180°	2
三次对称轴	3	▲	旋转120°	3
四次对称轴	4	■	旋转90°	4
六次对称轴	6	⬣	旋转60°	6

图2-9　对称轴（左）及其国际符号（右）

（2）对称面（m）

对称面是晶体中的一个平面，它使得处于该面相反两侧的图形互呈对映相等关系。其国际符号为 m（图2-10）。

（3）对称中心（$\bar{1}$）

晶体内的某一点，如果在该点的相反两侧晶面成对出现，且对应点的连线交于一点，称该点为对称中心或倒反中心（图2-11，国际符号为 $\bar{1}$）。

（4）反轴 -N（$\bar{3}$，$\bar{4}$，$\bar{6}$）

反轴是这样的轴，首先围绕该轴旋转 $360°/N$，并通过轴上的一个点倒反。

因为一次反轴为对称中心，二次反轴为对称面，所以在晶体学中存在的独立反轴只有$\bar{3}$、$\bar{4}$、$\bar{6}$三个（图2-12）。

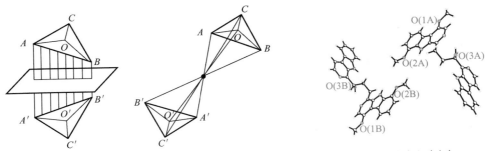

图2-10 对称面   图2-11 对称中心图示（左）及真实晶体中的对称中心（右）

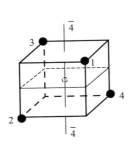

名称	国际符号	图示符号	对称操作
一次反轴	$\bar{1}$	○	旋转360°倒反
二次反轴	$\bar{2}(\equiv m)$	—	旋转180°倒反
三次反轴	$\bar{3}$	▲	旋转120°倒反
四次反轴	$\bar{4}$	◈	旋转90°倒反
六次反轴	$\bar{6}$	⬡	旋转60°倒反

图2-12 反轴图示（左）及其国际符号（右）

2.2.3 晶体的微观对称元素

在晶体的微观结构中所表现出的对称元素如下。

（1）滑移面 m（a、b、c、n、d）

滑移面包括两步操作——反映与平行于反映面的平移。点A首先通过反映操作至虚拟点A_1处，再沿某一方向滑移（平移）距离t到达A'点，联系A与A'的对称元素称为滑移面（图2-13）。

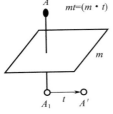

名称		国际符号	滑移分量
轴滑移面	a-滑移面	a	$a/2$
	b-滑移面m_t	b	$b/2$
	c-滑移面	c	$c/2$
对角滑移面	n-滑移面	n	$(a+b)/2$,或$(a+c)/2$,或$(b+c)/2$
	d-滑移面	d	$(a+b)/4$,$(a+c)/4$,$(b+c)/4$

图2-13 滑移面（左）及其国际符号（右）

（2）螺旋轴 N_t（2_1；3_1，3_2；4_1，4_3，4_2；6_1，6_5，6_2，6_4，6_3）

螺旋轴包括有两步对称操作——绕轴的旋转和沿轴方向上的平移，点 A 绕轴旋转 $360°/N$ 后到达虚拟点 A' 处，依次沿轴方向移动距离 t 到达点 A''，联系 A 与 A'' 的对称元素称为螺旋轴（图 2-14 和图 2-15）。

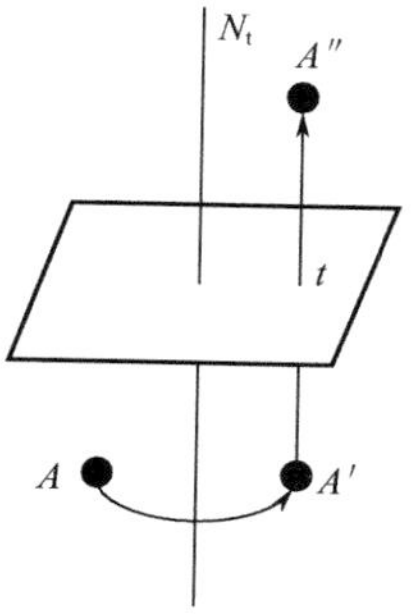

名　称	国际符号	图示符号		平移分量
二次螺旋轴	2_1			$a/2(b/2, c/2)$
三次螺旋轴	3_1			$c/3$
	3_2			$2c/3$
四次螺旋轴	4_1			$c/4$
	4_3			$3c/4$
	4_2			$2c/4$
六次螺旋轴	6_1			$c/6$
	6_5			$5c/6$
	6_2			$2c/6$
	6_4			$4c/6$
	6_3			$3c/6$

图 2-14　螺旋轴图示（左）及其国际符号（右）

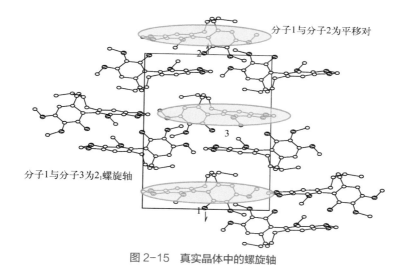

分子1与分子2为平移对

分子1与分子3为2_1螺旋轴

图 2-15　真实晶体中的螺旋轴

2.2.4　对称元素的组合

① 有限图形的对称元素至少相交于一点（图 2-16）。

② 相交的两个对称轴 N_1、N_2，其交点处必产生第三个对称轴 N_3，即：$(N_1 \cdot N_2) = N_3$。

③ 两个相交的对称面 m_1/m_2 的组合，其交线为一对称轴 N，即：$(m_1 \cdot m_2)=N$。

④ 一个偶次轴 $2N$ 与垂直于它的对称面 m 的组合将产生一个位于其交点处的对称中心，即：$(2N \cdot m)_\perp = \bar{1}$。

⑤ 偶次轴（$2N$）与轴上对称中心的组合为通过该对称中心且垂直于该轴的对称面，即：$(2N \cdot \bar{1}) = (m)_\perp$。

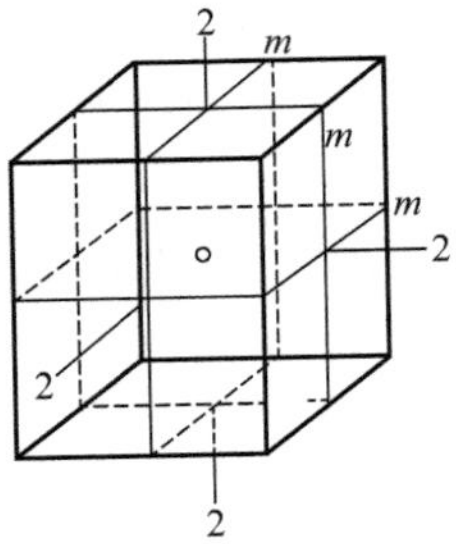

图 2-16 对称元素的组合

2.2.5 点群、晶胞和空间群

（1）点群

在有限数目的晶体对称元素间存在着严格的组合规律。10 个对称元素可组合出 32 个点群（表 2-1），可分为 11 个第一类点群（1，2，222，4 与 32，6 与 622，23 和 432），不含对称中心、对称面或反轴；21 个第二类点群，含对称中心、对称面或反轴。前者的分子有旋光活性，并存在绝对构型问题，后者则为由两类分子构成的消旋体结构。

表 2-1 32 个点群表

晶系	点群符号		点群符号中的对称元素方位	本质对称元素	晶胞参数关系
三斜	1	$\bar{1}$	——（a）	——	$a \neq b \neq c$ $\alpha \neq \beta \neq \gamma \neq 90°$
单斜	2	m，$2/m$	b（a，c）	一个二次轴或对称面	$a \neq b \neq c$ $\alpha = \gamma = 90°$，$\beta \neq 90°$
正交	222	$mm2$ mmm	a，b，c	三个正交的二次轴或二次反轴	$a \neq b \neq c$ $\alpha = \beta = \gamma = 90°$
四方	4 422	$\bar{4}$，$4/m$ $\bar{4}2m$ $4mm$ $4/mmm$	c，a，$a+b$	一个四次轴或四次反轴	$a = b \neq c$ $\alpha = \beta = \gamma = 90°$
三方③ （R）	3 32	$\bar{3}$ $3m$，$\bar{3}m$	$a+b+c$	一个三次轴或三次反轴	$a = b = c$ $\alpha = \beta = \gamma \neq 90°$
六方	6 622	$\bar{6}$，$6/m$ $\bar{6}m2$	c，a，$2a+b$	一个六次轴或六次反轴	$a = b \neq c$ $\alpha = \beta = 90°\gamma = 120°$

续表

晶系	点群符号		点群符号中的 对称元素方位	本质对称元素	晶胞参数关系
立方	23 432 ①第一类点群列	6mm 6/mmm m3 $\bar{4}3m$ m3m ②第二类点群列	a, a+b+c, a+b	四个三次轴	a=b=c α=β=γ=90°

①第一类点群列；

②第二类点群列；

③三方晶系中尚可取六方定向。

按照点群中出现的本质对称元素，可将 32 点群划分为 7 个晶系：三斜、单斜、正交、四方、三方、六方、立方（表 2-2，图 2-17）。

表 2-2　7 个晶系、3 种晶族

晶族	包含的晶系	对称性强弱
高级晶族	立方晶系	对称性最高
中级晶族	六方、四方、三方晶系	对称性居中
低级晶族	正交、单斜、三斜晶系	对称性低

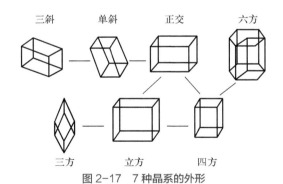

图 2-17　7 种晶系的外形

每个晶系拥有共同的本质对称元素（表 2-1 第 4 列）。这是正确定义晶系的充分必要条件，而表 2-1 第 5 列所示 7 个晶系中出现的 7 种晶胞参数仅仅是正确晶系的一个表征，而非依据。

（2）14 平移点阵和晶胞

晶体具有"平移"特征对称元素。在三维空间中可以表示为 t_1、t_2、t_3。

它们是不共面的 3 个最小的平移矢量，又称为基本平移矢量，并由之构成基本平行六面体。选择三个不共面的平移矢量 **a**、**b**、**c**，由它们构成的平行六面体能同时反映晶体的平移对称与宏观对称特征，则称 **a**、**b**、**c** 为单位平移矢量，相应的平行六面体称为 "单位平行六面体"。它是符合晶体对称的一个最佳重复单位，相应的几何图形则称之为晶胞。在晶胞中引入6个参数（a、b、c、α、β、γ）作为描述晶胞的几何量度，称为晶胞参数（图 2-18）。

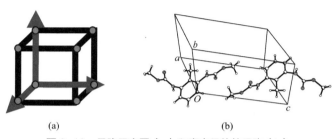

(a)   (b)

图 2-18 晶胞示意图（a）和真实晶体的晶胞（b）

由平移对称可以得到三维空间的点阵式图像，即 14 个平移点阵（图 2-19）。

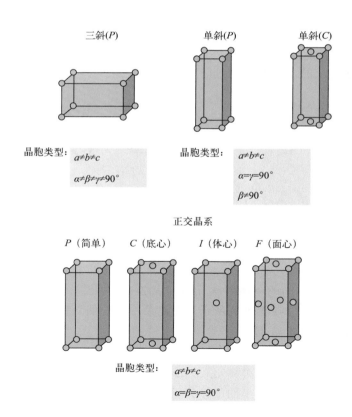

三斜(P)   单斜(P)   单斜(C)

晶胞类型：$a \neq b \neq c$
$\alpha \neq \beta \neq \gamma \neq 90°$

晶胞类型：$a \neq b \neq c$
$\alpha = \gamma = 90°$
$\beta \neq 90°$

正交晶系

P（简单） C（底心） I（体心） F（面心）

晶胞类型：$a \neq b \neq c$
$\alpha = \beta = \gamma = 90°$

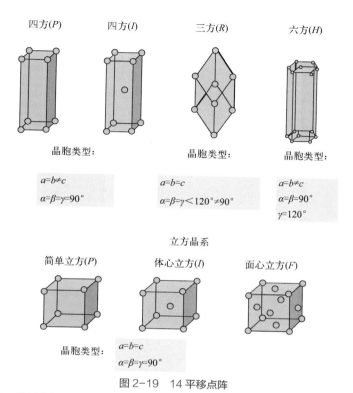

图 2-19 14 平移点阵

（在这些晶系中，其对称性由高到低的排列顺序为：立方＞六方＞三方＞四方＞正交＞单斜＞三斜）

（3）230 空间群

真实晶体所具有的对称规律应该是它所拥有的全部对称元素的组合。由全部对称元素 $-N$、m、$\bar{1}$、$\bar{N}$、N_t、m_t、$T-$ 的组合将形成 230 个空间群，它反映了晶体微观结构（即原子或分子的分布）的对称规律。大自然中存在成千上万种晶体，但其原子（离子、分子）分布的几何对称规律仅仅有 230 种（表 2-3）。蛋白质由 L-氨基酸组成，故只有 65 个空间群（表 2-4）。

空间群严格推导可以将对称元素作为元素，进行群论运算；然而，若依据宏观对称和微观对称的相容性质，并以点群、平移群与空间群的隶属关系（子群）和对称元素的组合规律，则是推导空间群的一个简洁方法。历史上，230 个空间群主要是由 E. S. 费德洛夫（俄，1894）、A. 熊夫利斯（德，1890）、W. 边修（英，1894）各自独立推导出的。如同点群表示一样，我们采用国际通用符号来表示空间群。

三斜晶系：含有点群 1，$\bar{1}$。仅有一个平移点阵 P，所属空间群：$P1$ 与 $P\bar{1}$。

单斜晶系：含有三个点群 2、m、$2/m$，有两个平移点阵 P 与 C（A，B）。所属空间群有 13 个。点群 2：$P2$、$C2$ 与 $P2_1$，其中 $C2_1 \equiv C2$；点群 m：Pm、Cm、Pc（Pa，Pb，Pn）与 Cc；点群 $2/m$：包含两个平移群，P 与 C（A，B）两种。

表2-3 晶体学国际表中所列的230个空间群

晶系 (Crystal system)	点群 (Point group) 国际符号 (HM)	圣佛利斯符号 (Schfl.)	空间群 (Space group)								
三斜晶系	1	C_1	$P1$								
	$\bar{1}$	C_i	$P\bar{1}$								
单斜晶系	2	$C_2^{(1-3)}$	$P2$	$P2_1$	$C2$						
	m	$C_s^{(1-4)}$	Pm	Pc	Cm	Cc					
	$2/m$	$C_{2h}^{(1-6)}$	$P2/m$	$P2_1/m$	$C2/m$	$P2/c$	$P2_1/c$	$C2/c$			
正交晶系	222	$D_2^{(1-9)}$	$P222$	$P222_1$	$P2_12_12$	$P2_12_12_1$	$C222_1$	$C222$	$F222$	$I222$	$I2_12_12_1$
	$mm2$	$C_{2v}^{(1-22)}$	$Pmm2$	$Pmc2_1$	$Pcc2$	$Pma2$	$Pca2_1$	$Pnc2$	$Pmn2_1$	$Pba2$	$Pna2_1$
			$Pnn2$	$Cmm2$	$Cmc2_1$	$Ccc2$	$Amm2$	$Abm2$	$Ama2$	$Aba2$	$Fmm2$
			$Fdd2$	$Imm2$	$Iba2$	$Ima2$					
	mmm	$D_{2h}^{(1-28)}$	$Pmmm$	$Pnnn$	$Pccm$	$Pban$	$Pmma$	$Pnna$	$Pmna$	$Pcca$	$Pbam$
			$Pccn$	$Pbcm$	$Pnnm$	$Pmmn$	$Pbcn$	$Pbca$	$Pnma$	$Cmcm$	$Cmca$
			$Cmmm$	$Cccm$	$Cmma$	$Ccca$	$Fmmm$	$Fddd$	$Immm$	$Ibam$	$Ibca$
			$Imma$								
四方晶系	4	$C_4^{(1-6)}$	$P4$	$P4_1$	$P4_2$	$P4_3$	$I4$	$I4_1$			
	$\bar{4}$	$S_4^{(1-2)}$	$P\bar{4}$	$I\bar{4}$							
	$4/m$	$C_{4h}^{(1-6)}$	$P4/m$	$P4_2/m$	$P4/n$	$P4_2/n$	$I4/m$	$I4_1/a$			

续表

晶系 (Crystal system)	点群 (Point group) 国际符号 (HM)	圣佛利斯符号 (Schfl.)	空间群 (Space group)								
四方晶系	422	$D_4^{(1-10)}$	$P422$	$P42_12$	$P4_122$	$P4_12_12$	$P4_222$	$P4_22_12$	$P4_322$	$P4_32_12$	$I422$
			$I4_122$								
	$4mm$	$C_{4v}^{(1-12)}$	$P4mm$	$P4bm$	$P4_2cm$	$P4_2nm$	$P4cc$	$P4nc$	$P4_2mc$	$P4_2bc$	$I4mm$
			$I4cm$	$I4_1md$	$I4_1cd$						
	$\bar{4}2m$	$D_{2d}^{(1-12)}$	$P\bar{4}2m$	$P\bar{4}2c$	$P\bar{4}2_1m$	$P\bar{4}2_1c$	$P\bar{4}m2$	$P\bar{4}c2$	$P\bar{4}b2$	$P\bar{4}n2$	$I\bar{4}m2$
			$I\bar{4}c2$	$I\bar{4}2m$	$I\bar{4}2d$						
	$4/mmm$	$D_{4h}^{(1-20)}$	$P4/mmm$	$P4/mcc$	$P4/nbm$	$P4/nnc$	$P4/mbm$	$P4/mnc$	$P4/nmm$	$P4/ncc$	$P4_2/mmc$
			$P4_2/mcm$	$P4_2/nbc$	$P4_2/nnm$	$P4_2/mbc$	$P4_2/mnm$	$P4_2/nmc$	$P4_2/ncm$	$I4/mmm$	$I4/mcm$
			$I4_1/amd$	$I4_1/acd$							
三方晶系	3	$C_3^{(1-4)}$	$P3$	$P3_1$	$P3_2$	$R3$					
	$\bar{3}$	$C_{3i}^{(1-2)}$	$P\bar{3}$	$R\bar{3}$							
	32	$D_3^{(1-7)}$	$P312$	$P321$	$P3_112$	$P3_121$	$P3_212$	$P3_221$	$R32$		
	$3m$	$C_{3v}^{(1-6)}$	$P3m1$	$P31m$	$P3c1$	$P31c$	$R3m$	$R3c$			
	$\bar{3}m$	$D_{3d}^{(1-6)}$	$P\bar{3}1m$	$P\bar{3}1c$	$P\bar{3}m1$	$P\bar{3}c1$	$R\bar{3}m$	$R\bar{3}c$			

续表

晶系 (Crystal system)	点群 (Point group) 国际符号 (HM)	点群 (Point group) 圣佛利斯符号 (Schfl.)	空间群 (Space group)									
六方晶系	6	$C_6^{(1-6)}$	$P6$	$P6_1$	$P6_5$	$P6_2$	$P6_4$	$P6_3$				
六方晶系	$\bar{6}$	$C_{3h}^{(1)}$	$P\bar{6}$									
六方晶系	$6/m$	$C_{6h}^{(1-2)}$	$P6/m$	$P6_3/m$								
六方晶系	622	$D_6^{(1-6)}$	$P622$	$P6_122$	$P6_522$	$P6_222$	$P6_422$	$P6_322$				
六方晶系	$6mm$	$C_{6v}^{(1-4)}$	$P6mm$	$P6cc$	$P6_3cm$	$P6_3mc$						
六方晶系	$\bar{6}m2$	$D_{3h}^{(1-4)}$	$P\bar{6}m2$	$P\bar{6}c2$	$P\bar{6}2m$	$P\bar{6}2c$						
六方晶系	$6/mmm$	$D_{6h}^{(1-4)}$	$P6/mmm$	$P6/mcc$	$P6_3/mcm$	$P6_3/mmc$						
立方晶系	23	$T^{(1-5)}$	$P23$	$F23$	$I23$	$P2_13$	$I2_13$					
立方晶系	$m\bar{3}$	$T_h^{(1-7)}$	$Pm3$	$Pn3$	$Fm3$	$Fd3$	$Im3$	$Pa3$	$Ia3$			
立方晶系	432	$O^{(1-8)}$	$P432$	$P4_232$	$F432$	$F4_132$	$I432$	$P4_332$	$P4_132$	$I4_132$		
立方晶系	$\bar{4}3m$	$T_d^{(1-6)}$	$P\bar{4}3m$	$F\bar{4}3m$	$I\bar{4}3m$	$P\bar{4}3n$	$F\bar{4}3c$	$I\bar{4}3d$				
立方晶系	$m\bar{3}m$	$O_h^{(1-10)}$	$Pm\bar{3}m$	$Pn\bar{3}n$	$Pm\bar{3}n$	$Pn\bar{3}m$	$Fm\bar{3}m$	$Fm\bar{3}c$	$Fd\bar{3}m$	$Fd\bar{3}c$	$Im\bar{3}m$	$Ia\bar{3}d$

与二次轴对应的微观元素为二次螺旋轴 2_1；与对称面对应的微观元素为滑移面 c（或 a，b，n，d），由此可以得到可能的空间群为以下 6 个，即：$P2/m$，$C2/m$（$\equiv C2_1/m$）；$P2_1/m$；$P2/c$（$P2/a$，$P2/b$，$P2/n$）；$C2/c$（$\equiv C2_1/c$）；$P2_1/c$（$P2_1/a$，$P2_1/b$，$P2_1/n$）。在单斜晶系中，由于 2（2_1）轴的取向习惯取 b 定向，但也可取 a 或 c 定向，故出现 A，B 底心点阵及因取向而形成的空间群问题。

表 2-4 65 个蛋白质晶体结构空间群与 11 个反型空间群

晶系	个数	第二类空间群（括弧所列为反型空间群，11 对）
三斜	1	$P1$
单斜	3	$P2$ $P2_1$ $C2$
正交	9	$P222$ $P222_1$ $P2_12_12$ $P2_12_12_1$ $C222_1$ $C222$ $F222$ $I222$ $I2_12_12_1$
四方	16	$P4$（$P4_1$ $P4_3$）$P4_2$ $I4_1$ $I4$ $P422$ $P42_12$（$P4_122$ $P4_322$）（$P4_12_12$ $P4_32_12$）$P4_222$ $P4_22_12$ $F422$ $F4_122$
三方	11	$P3_1$（$P3_1$ $P3_2$）$R3$ $P312$ $P321$（$P3_112$ $P3_212$）（$P3_121$ $P3_221$）$R32$
六方	12	$P6$ $P6_1$ $P6_5$ $P6_2$ $P6_4$ $P6_3$ $P622$（$P6_122$ $P6_522$）（$P6_222$ $P6_422$）$P6_322$
立方	13	$P23$ $F23$ $I23$ $P2_13$ $I2_13$ $P432$ $P4_232$ $F432$ $F4_132$、$I432$（$P4_332$ $P4_132$）$I4_132$

正交晶系：含有 3 个点群（222，$mm2$ 与 mmm），有 4 个平移点阵 [P，C（A，B），I，F]，所属空间群为 59 个。点群 222，含 9 个空间群，即 $P222$，$P222_1$，$P2_12_12$，$P2_12_12_1$；$C222$，$C222_1$（$C2_12_12$，$C2_12_12$）；$I222$（$I222_1$，$I2_12_12$），$I2_12_12_1$；$F222$（$F222_1$，$F2_12_12$，$F2_12_12_1$）。点群 $mm2$，含 22 个空间群，即 $Pmm2$，$Pcc2$，$Pma2$，$Pnc2$，$Pba2$，$Pnn2$，$Pmc2_1$，$Pca2_1$，$Pmn2_1$，$Pna2_1$；$Cmm2$，$Ccc2$，$Cmc2_1$；$Amm2$，$Ama2$，$Aba2$，$Abm2$；$Fmm2$，$Fdd2$；$Imm2$，$Ima2$，$Iba2$。点群 mmm，含有 28 个空间群，即 $Pmmm$，$Pmma$，$Pmmn$，$Pmna$，$Pnma$，$Pnnn$，$Pnnm$，$Pnna$，$Pbcn$，$Pbcm$，$Pbca$，$Pban$，$Pbam$，$Pccn$，$Pcca$，$Pccm$；$Cmmm$，$Cmma$，$Cmcm$，$Cmca$，$Ccca$，$Cccm$；$Fmmm$，$Fddd$；$Immm$，$Imma$，$Ibca$，$Ibam$。

（4）几个重要的空间群

三斜晶系：$P1$；$P\bar{1}$；

单斜晶系：$P2$；$P2_1$；$C2$；$P2_1/c$；$P2_1/n$；

正交晶系：$P2_12_12_1$；$P2_12_12$；$Pbca$；$Pna2_1$。

（5）小结

结晶状态下的原子（离子、分子）在三维空间的分布遵循着严格确定的几何规律，形成一幅具有点阵结构的图像。晶体具有特征、宏观、微观对称元素。具有 32 个点群、7 个晶系、3 个晶簇、14 个平移点阵、230 个空间群。

2.3 晶体生长

2.3.1 晶体生长原理

晶体生长实质是一个相变的过程，是由液相到固相的转变。晶体生长的过程包括晶体的成核和生长两个阶段。晶体生长的速率由结晶物质向生长界面的扩散过程和聚集在生长界面的结晶物质进入晶格的过程共同控制（图2-20）。

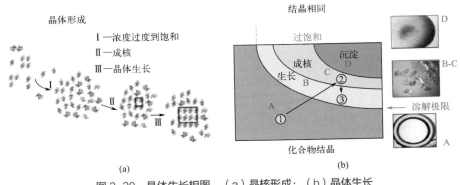

图2-20　晶体生长相图：（a）晶核形成；（b）晶体生长

2.3.2 晶体生长的影响因素

影响晶体生长的主要因素包括：①过饱和度；②温度；③pH值；④分子的极性-溶剂的极性；⑤杂质含量；⑥热输送。

2.3.3 有机分子晶体生长的常用方法

有机分子晶体生长的常用方法有降温法、蒸发法、种晶法、包结法等。蛋白质生长常用的方法有悬滴法和坐滴法。

（1）降温法

降低体系温度，使溶质的溶解度降低。对于溶解度温度系数较大的物质，采用降温法比较理想。

（2）蒸发法

让溶剂缓慢挥发，使体系缓慢趋于过饱和。对于溶解度温度系数较小或具有负温度系数的物质，宜采用恒温蒸发法。

（3）种晶法

在饱和溶液中引入微小晶体，使小晶体长大或诱发形成新的晶体。例如在双

香茶菜二萜 $C_{44}H_{64}O_{10} \cdot 2H_2O$ 的晶体生长过程中，将样品用甲醇：氯仿 =5：3 的溶液溶解，过滤后放置在 5℃恒温箱内，一周后得到微小片状结晶，挑出几颗较好的小单晶，其余样品用同样溶剂溶解制成过饱和溶液，再将小单晶移入，继续放置在 5℃恒温箱内，一周后，获得衍射实验用单晶（图 2-21）。

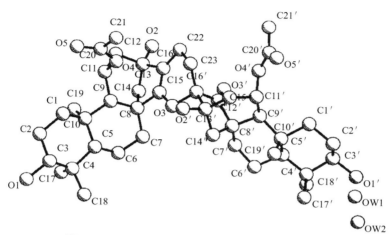

图 2-21　通过种晶法获得的双香茶菜二萜的 XRD 结构

（4）包结法

包结法包括以下两种方式。

① 利用溶质分子与溶剂分子之间的相互作用，使二者共同形成结晶，再通过 XRD 分析来获得目标分子的结构。例如在双二萜 $C_{40}H_{60}O_4 \cdot (C_5H_5N)_2$ 的晶体生长过程中，经多种溶剂系统试验，均未获得合用单晶，由四谱分析表明样品分子中存在羧基，具有一定酸性，故试用碱性溶剂吡啶，获得可用单晶，XRD 分析结果表明样品分子与吡啶形成 1：2 形式的包结物（图 2-22）。

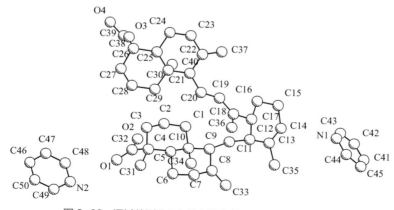

图 2-22　通过待测分子与溶剂的包结而获得的 XRD 结构

② 基于主客体化学，将主体和客体形成共晶。

【例1】将烯丙基茴香醚置于主体 1,1,6,6-四苯基-1,3-己二炔的溶液中，经过缓慢挥发得到晶体后，XRD 结果表明，烯丙基茴香醚位于主体围成的空腔中[7]（图2-23）。

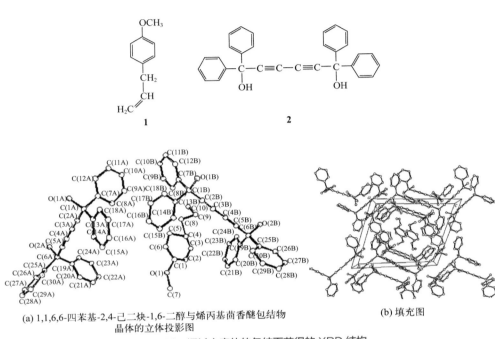

(a) 1,1,6,6-四苯基-2,4-己二炔-1,6-二醇与烯丙基茴香醚包结物
晶体的立体投影图

(b) 填充图

图2-23　通过主客体的包结而获得的 XRD 结构

【例2】将 5.0mg 对苯二胺溶于 0.2mL 乙醇中，在 20℃室温下，将该溶液滴入盛有 0.1mL 丁香挥发油瓶中，摇匀密封静置于 6℃恒温箱内，12h 后获得包结物的淡黄色柱状晶体（图2-24）。

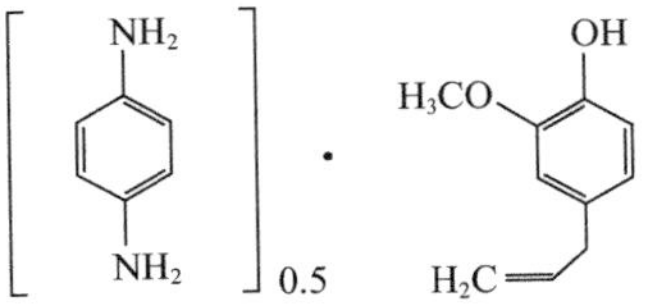

图2-24　对苯二胺与丁香酚的包结

［中草药，2003，34（7）：582］

【例3】科研中的例子

异蒲勒醇与磺酸胍形成共晶，将液体分子异蒲勒醇包裹在晶格中（图2-25）。

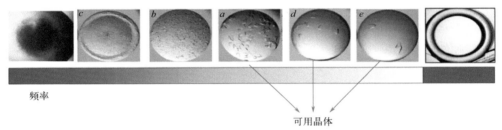

| (a) 异蒲勒醇的
化学结构 | (b) 异蒲勒醇的
单晶衍射结构 | (c) 异蒲勒醇与磺酸胍
包结物的不对称单元 | (d) 异蒲勒醇与磺酸胍
包结物的晶胞堆积图 |

图 2-25　异蒲勒醇与磺酸胍的包结

（5）蛋白晶体生长方法

蛋白晶体生长方法有悬滴法（hanging drop）和坐滴法（sitting drop），这两种方法将在第 12 章详细描述。晶体生长实验的可能结果见图 2-26。

频率

可用晶体

图 2-26　晶体生长实验的可能结果

2.4　晶体的保存

通过晶体生长，获得可用的单晶后，通常需要保存一段时间再进行晶体衍射测试。在保存晶体时，需要注意以下四点：①保留部分母液；②密封；③避光；④以晶体生长的温度保存。

 习题

一、单选题

1．下列对称操作中，包含对称面和平移的是（　　　）。

　　A．对称中心　　　B．螺旋轴　　　　C．反轴　　　　　D．滑移面

2．（　　　）是一种介于晶体和非晶体之间的固体。

　　A．单晶　　　　　B．孪晶　　　　　C．多晶　　　　　D．准晶

3．下列保存晶体的措施中，不正确的是（　　　）。

　　A．密封　　　　　　　　　　　　　　B．去除母液

  C．避光   D．与晶体生长的温度相同

4．晶体的空间群总共有（   ）种。

  A．7   B．14   C．230   D．240

5．下列对称操作中，包含对称轴和平移的是（   ）。

  A．对称中心   B．螺旋轴   C．反轴   D．滑移面

6．晶体的特征对称元素是（   ）。

  A．平移   B．对称轴   C．对称面   D．对称中心

7．下列表述中，哪个不是晶体的性质：（   ）。

  A．确定的熔点 B．各向异性   C．各向同性   D．均匀性

8．在普通晶体中，不出现的对称轴为（   ）。

  A．2   B．3   C．5   D．6

二、简答题

1．请简述单晶、孪晶、多晶、非晶体的区别。

2．请列举 5 种常用的晶体生长方法。

3．晶体的宏观对称元素有哪些？

参考文献

[1] Price S L. The computational prediction of pharmaceutical crystal structures and polymorphism[J]. Advanced Drug Delivery Reviews, 2004, 56: 301-319.

[2] Isa F, Zabiri H, Harun N, et al. CO₂ Removal via an environmental green solvent, K₂CO₃-glycine (PCGLY): Investigative analysis of a dynamic and control study[J]. ACS Omega, 2022, 7(22): 18213-18228.

[3] Floresta G, Pistarà V, Christensen K E, et al. A pseudouridine isoxazolidinyl nucleoside analogue structural analysis: A morphological approach [J]. Molecules, 2018, 23(12): 3381.

[4] Stevenson C E M, Mayer S M, Delarbre L, et al. Crystal annealing—nothing to lose[J]. Journal of Crystal Growth, 2001, 232: 629-637.

[5] Dauter Z. Collection of X-ray diffraction data from macromolecular crystals[J]. Methods in Molecular Biology, 2017, 1607: 165-184.

[6] Jiang R W, Lane A L, MylacraineL, et al. Structures and absolute configurations of sulfate-conjugated triterpenoids including an antifungal chemical defense of the green macroalga tydemania expeditionis[J]. Journal of Natural Products, 2008, 71(9): 1616.

[7] 郭文生，王忠华，郭放，等. 主客体包结法选择分离青花椒挥发油中的化学成分 [J]. 化学学报，2007, 65 (23): 2731-2737.

第 3 章

X 射线的产生和性质

3.1　X 射线的产生

　　伦琴（图 3-1）是德国维尔茨堡大学校长，第一届诺贝尔物理学奖获得者。1895 年他发现一种穿透力很强的一种射线，他把该射线称为 X 射线。伦琴用 X 射线给他太太的手拍了照片（图 3-2），照片上，五根指头和戒指清晰可见。X 射线后来很快在医学上得到应用，也引起各方面重视。后来，人们为了纪念伦琴，将 X 射线命名为伦琴射线[1]。

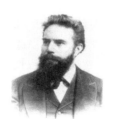

图 3-1　伦琴

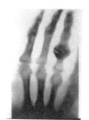

图 3-2　伦琴夫人手的 X 射线照片

　　（1）阴极射线管实验

　　实验装置：抽真空容器，阴极 K，阳极 A，也称对阴极，由金属（铜、钼、钨）制成，K、A 间加高压（图 3-3）。

　　工作过程：X 射线是由阴极 K 发射出（热）电子，经高速电压加速，获得能量，运动速度很大，这种高速电子去撞击阳极 A，而发射出 X 射线。A～K 间加几万伏高压，加速阴极发射的热电子。

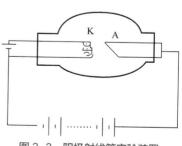

图 3-3　阴极射线管实验装置

　　X 射线为不带电的粒子流，由实验发现不受电场磁场的影响，本质和光一样，是波长很短的电磁波。波长：0.1～100Å（表 3-1）。

表 3-1 X 射线在电磁波谱中的位置

光谱区	频率范围 /Hz	空气中波长	作用类型
宇宙或γ射线	$>10^{20}$（能量MeV）	$<10^{-11}$m	原子核
X射线	$10^{20}\sim10^{16}$	$10^{-2}\sim10$nm	内层电子跃迁
远紫外线	$10^{16}\sim10^{15}$	$10\sim200$nm	电子跃迁
紫外线	$10^{15}\sim7.5\times10^{14}$	$200\sim400$nm	电子跃迁
可见光	$7.5\times10^{14}\sim4.0\times10^{14}$	$400\sim750$nm	价电子跃迁
近红外线	$4.0\times10^{14}\sim1.2\times10^{14}$	$0.75\sim2.5\mu$m	振动跃迁
红外线	$1.2\times10^{14}\sim10^{11}$	$2.5\sim1000\mu$m	振动或转动跃迁
微波	$10^{11}\sim10^{8}$	$0.1\sim100$cm	转动跃迁
无线电波	$10^{8}\sim10^{5}$	$1\sim1000$m	原子核旋转跃迁
声波	$20000\sim30$	$15\sim10^{6}$km	分子运动

（2）各种电磁波的作用

① 无线电波——一般的电视和无线电广播的波段就是用这种波；

② 微波——多用在雷达或其他通信系统；

③ 红外线——加热；

④ 可见光——这是人们所能感光的极狭窄的一个波段；

⑤ 紫外线——这些波产生的原因和光波类似，常常在放电时发出，由于它的能量和一般化学反应所牵涉的能量大小相当，因此紫外线的化学效应最强；

⑥ X 射线是一种波长很短的电磁波，伦琴射线是原子的内层电子由一个能态跃迁至另一个能态时或电子在原子核电场内减速时所发出的；

⑦ γ 射线——这种电磁波是从原子核内发出来的，放射性物质或原子核反应中常有这种辐射伴随着发出。γ 射线的穿透力很强，对生物的破坏力很大。

3.2 X 射线的性质

X 射线具有以下特性：

① 穿透性：X 射线能穿透一般可见光所不能透过的物质，包括人体在内。

② 荧光作用：X 射线照射某些化合物（如钨酸钙、硫氧化钆等）被其吸收后，就可发生波长较长且肉眼可见的荧光。

③ 感光作用：X 射线和日光一样，对摄影胶片有感光作用。胶片涂有溴化银乳剂，感光后放出银离子（Ag^{+}），经暗室显影定影处理后，胶片感光部分因银离子沉着而显黑色，其余未感光部分的溴化银被清除而显白色。由于身体各部位组织密度不同，胶片出现黑—灰—白不同层次的图像，这就是 X 射线照相的原理。

④ 电离作用及生物效应：X 射线通过物质被吸收时，可使组成物质的分子分解成为正负离子；X 射线通过人体被吸收，引起体液和细胞内一系列生物化学作用，X 射线对人体的生物效应是应用 X 线作放射治疗的基础。

 习题 ··

1. 对下列电磁波波长的排序，正确的是（　　　）。

　　A．X射线＞紫外线＞红外线＞无线电波

　　B．X射线＜紫外线＜红外线＜无线电波

　　C．X射线＞紫外线＞无线电波＞红外线

　　D．X射线＜紫外线＜无线电波＜红外线

2. X射线的另一名称是：（　　　）射线。

　　A．伦琴　　　　　B．劳厄　　　　　C．布喇格　　　　　D．巴拉克

3. 下列哪项不是 X 射线的性质？（　　　）

　　A．穿透性　　　　B．荧光作用　　　　C．感光作用　　　　D．反光效应

4. X射线的波长范围是（　　　）。

　　A．0.1～100Å　　B．0.1～10Å　　　C．1～100Å　　　　D．1～10Å

5. 下列关于 X 射线的说法，正确的是（　　　）。

　　A．X射线是一种波长很短的电磁波，伦琴射线是原子的外层电子由一个能态跃迁至另一个能态时或电子在原子核电场内减速时所发出的

　　B．X射线是一种波长很短的电磁波，伦琴射线是原子的内层电子由一个能态跃迁至另一个能态时或电子在原子核电场内减速时所发出的

　　C．X射线是一种波长很长的电磁波，伦琴射线是原子的内层电子由一个能态跃迁至另一个能态时或电子在原子核电场内减速时所发出的

　　D．X射线是一种波长很长的电磁波，伦琴射线是原子的内层电子由一个能态跃迁至另一个能态时或电子在原子核电场内减速时所发出的

参考文献 ··

[1] 陈小明, 蔡继文. 单晶结构分析原理与实践 [M]. 北京: 科学出版社, 2007.

第4章
晶体对 X 射线衍射的原理

4.1 衍射现象

衍射现象是指电磁波遇到与波长相近的障碍物时，电磁波会偏离原来直线传播的物理现象（图4-1）。当波作用于两个障碍物时，从障碍物散射的波，在同一时间和空间传播时，波与波之间会形成相干（衍射强度增强）和相消（衍射强度抵消）相互作用，形成明暗相间的谱图。

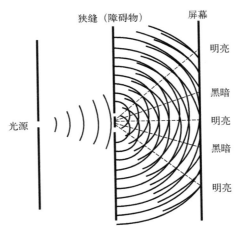

图 4-1 平面波（PW）穿过一个狭缝（障碍物）后的衍射现象

当入射波与有规则排列的障碍物（图4-2）作用时，由于衍射波之间的相互作用，又由于障碍物的规则排列，会形成更有规则排列的明暗衍射信号［4-2（b）］，即点状衍射信号（衍射点），我们把整个谱图称为衍射谱图。

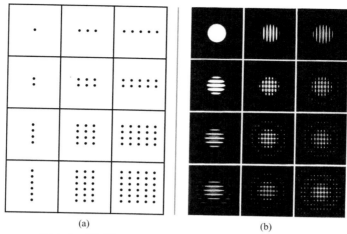

(a) (b)

图 4-2　规则排列的孔（a）和相对应的衍射谱图（b）[1]

4.2　劳厄发现晶体对 X 射线的衍射效应

1912 年劳厄证实了 X 射线照射晶体会发生相干散射（后来称衍射）现象（图 4-3、图 4-4）。由此开创了 X 射线微观晶体学领域。

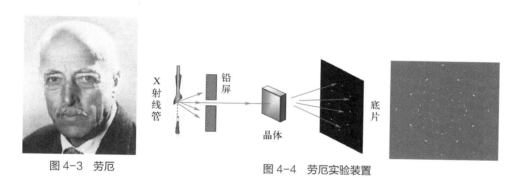

图 4-3　劳厄　　　　　　图 4-4　劳厄实验装置

晶体可看作 X 射线的三维立体光栅，根据劳厄斑点的分布可算出晶面间距。

4.3　布拉格父子发现晶体对 X 射线衍射的条件

布拉格父子（图 4-5）找到了衍射产生的条件，即布拉格（Bragg）方程（图 4-6）。

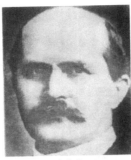

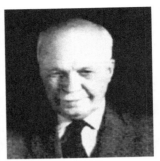

W.H.布拉格 W.L.布拉格

图4-5 布拉格父子

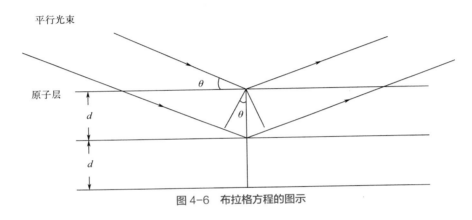

图4-6 布拉格方程的图示

当 X 射线穿过晶体的原子平面层时，只要层间距离 d 与入射 X 射线波长 λ、入射角 θ 之间的关系能满足布拉格方程：

$$2d\sin\theta = n\lambda \quad (n=+1,+2,-1,-2)$$

反射波即可互相叠加而产生衍射，形成复杂的衍射图谱。不同物质的晶体形成各自独特的X射线衍射图。根据记录下来的衍射图谱，经过复杂的数学处理，可推知晶体中原子的分布和分子的空间结构。

4.4 X 射线衍射原理 [2]

X 射线是一种波长为 0.1～100Å 的电磁波。在晶体学中，最常用的 X 射线的波长是 0.5～2.5Å。X 射线能穿透物质，使得物质中的电子以与 X 射线相同的频率振动。从麦克斯韦尔电磁理论可知，处于激发态的快速振动的电子回到基态时会发射出与入射波相同波长的波。由于电子的位置和速度不能同时被准确地测量，所以原子的位置是通过电子云密度来推导的。由于 X 射线的波长与晶体的原子间距离（0.8～3Å）具有相同的数量级，又由于分子在晶体内部的三维规则排列，所以 X 射线与晶体作用后，会产生明显的衍射现象。衍射强度正比于周期性重复单元数，可以近似为：$I \propto N^2$（N=重复单元数）。

由于组成晶体的原子间距离与 X 射线的波长为同一数量级，因此，具有点阵结构的晶体就成为 X 射线的天然三维光栅。当 X 射线射入到晶体后，在晶体中产生周期性变化的电磁场，迫使晶体内原子中的电子产生受激振动，部分 X 射线将改变其原来的方向，如果次级射线的波长与入射 X 射线的波长相同，散射波之间将出现干涉现象，这就是衍射现象。

这里有两个基本问题：

① 为什么选 X 射线？因为组成晶体的原子间距离与 X 射线的波长为同一数量级。

② 为什么选晶体？晶体中有数量巨大的晶胞和分子，衍射效应得到放大。

4.5 衍射信息的记录方法

衍射数据的记录收集方法有如下几种：

① 照相法。早年使用，分辨率低。

② 四圆衍射仪法。常用闪烁计数器作探测器。

③ 图像板（image plate）。

④ 电荷耦合器件（charge coupled device，CCD）。它是一种特殊半导体器件，上面有很多一样的感光元件，每个感光元件称作一个像素 CCD。

⑤ 互补金属氧化物半导体（CMOS）。

若用照相法收集衍射线，则可使胶片感光，留下相应的衍射花样，如衍射光斑、衍射光环或衍射线条，见图 4-7。

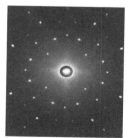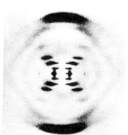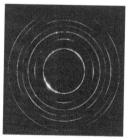

图 4-7 不同物质的衍射花样

将衍射花样指标化后，可以得到 H、K、L、I、σ（I）5 列衍射数据，样式见图 4-8。

h	k	l	I	σ	h	k	l	I	σ
3	0	0	−0.02	0.19	0	0	−2	1.78	0.08
3	0	−1	5.82	0.35	0	0	−3	−0.05	0.08
3	0	1	5.34	0.37	0	0	−4	0.00	0.11
3	0	2	137.57	1.72	0	0	−5	0.04	0.11
4	0	0	201.41	3.18	0	0	−6	83.05	0.91
4	0	−1	4.68	0.70	0	0	−7	0.15	0.20
4	0	−2	2.40	0.60	0	0	−8	6.72	0.34
4	0	−3	36.12	1.40	0	0	−9	0.19	0.20
4	0	−4	387.93	4.40	0	0	−10	108.23	1.41
−5	0	0	0.03	0.11	0	2	0	114.49	0.87
5	0	0	−1.04	0.73	0	2	0	112.66	1.16
5	0	−1	3.11	0.73	0	2	−2	383.77	1.76
−5	0	1	3.76	0.17	0	2	−3	8.98	0.32
−5	0	−1	3.86	0.17	0	2	−4	65.35	0.76
0	3	0	0.06	0.19	0	2	−5	27.72	0.53
0	3	0	0.02	0.24	0	−2	6	1000.00	4.33
0	3	−1	37.88	0.69	0	5	0	−0.09	0.35
0	3	−1	37.85	0.86	0	5	−1	10.82	0.69
0	3	−1	35.68	0.85	0	5	1	9.99	0.69
0	3	2	45.18	0.96	0	5	2	35.21	1.16
0	3	−2	46.62	0.98	0	5	3	13.34	0.75
0	3	−2	44.38	0.73	2	0	0	39.23	0.69
0	4	0	231.23	1.79	2	0	−1	26.80	0.57
0	4	0	234.10	2.48	2	0	−2	53.48	1.04
0	4	1	1.83	0.34	2	0	−3	17.78	0.67
0	4	1	1.69	0.25					

图 4-8　衍射数据的样式

上述衍射数据中，对于 $h\,0\,0$、$0\,k\,0$ 和 $0\,0\,l$ 型数据，当 h、k、l 为奇数时，衍射强度 I 的数值很小，推测该晶体在三个方向上均有 2_1 螺旋轴。

晶体如果是对称的，则其对称性必然反映到衍射数据的对称性上（图 4-9）。

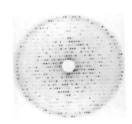

图 4-9　真实晶体的衍射照片

- 衍射点总是中心对称，这就是 Friedel 定律：$I_{hkl} = I_{-h-k-l}$。
- 衍射点有强有弱，衍射点的分布有明显规律。
- 晶体结构解析就是要从衍射空间的对称性来推导晶体（正空间）的对称性。

4.6　晶体结构计算方法

　　用 X 射线衍射分析晶体结构时，首先收集衍射强度数据，根据衍射强度正比于结构振幅的平方，计算结构因子，再根据结构因子与电子密度函数的傅里叶变换关系，计算电子密度图，从电子云密度最高的位置寻找原子的位置，将这些位置连接起来，即可得到分子的结构（图 4-10）。

衍射强度　——→　结构因子　——→　电子密度图　——→　原子位置　——→　分子结构

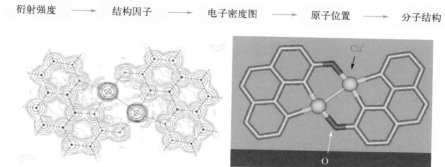

图 4-10　从电子云密度最高的位置寻找原子的位置

（1）结构因子

　　为定量描述晶体对 X 射线的衍射效应，晶体学引入结构因子 $F(hkl)$ 的概念。结构因子的表达式为：

$$F(hkl) = \sum_j f_j \exp[2\pi i(hx_j + ky_j + lz_j)]$$

　　上式中，f_j 表示原子散射因子，即原子在某方向上散射波的振幅；i 表示相位；$2\pi(hx_j + ky_j + lz_j)$ 表示相位差。因此结构因子是晶胞内所有原子散射波的叠加，表示晶胞对 X 射线散射的总效果，它是一个与晶体结构密切相关的物理量。由大量晶胞组成的晶体，其衍射强度 $I(hkl)$ 正比于结构振幅的平方：$I(hkl) \propto |F(hkl)|^2$。

（2）电子密度函数

　　量子力学研究表明：晶胞中原子的分布实质上表现为电荷的分布，凡原子存在的地方，电荷取极大值。因此晶体学引入电子密度函数 $\rho(r)$ 的概念。结构因子与电子密度函数互为傅里叶变换的关系。当单色 X 射线投射到晶体上时，形成衍射图像，也即实现了一次傅里叶变换，然而，要获得晶体的结构信息，必须实现一次傅里叶反变换。晶体学借助"数学透镜"来实现傅里叶反变换。

$$\rho(\boldsymbol{r}) = \phi^{-1}[F(\boldsymbol{H})]$$
$$= \int_V F(\boldsymbol{H}) \cdot \exp[-2\pi i \boldsymbol{H} \cdot \boldsymbol{r}] \mathrm{d}V$$
$$= \frac{1}{V}\left\{\sum_H F \,|\,(\boldsymbol{H})\,|\exp[-2\pi i \boldsymbol{H} \cdot \boldsymbol{r} + \alpha(\boldsymbol{H})]\right\}$$

式中，$\rho(r)$ 为晶体内某一点的电子云密度；ϕ 为傅里叶变换；$F(\boldsymbol{H})$ 为对应点的结构因子；$\boldsymbol{H}$ 为衍射指标为 h、k、l 的衍射点；V 为空间体积；$\exp[-2\pi i \boldsymbol{H} \cdot \boldsymbol{r}]$ 为晶体内某一点的相位；$\alpha(\boldsymbol{H})$ 为相位修正量。

（3）结构可靠因子

结构模型的精度用可靠因子或偏离因子 R 来表示，R 的表达式：

$$R = \frac{\sum\left(|F_o| - |F_c|\right)}{\sum|F_o|}$$

式中，F_o 为实测的结构因子；F_c 为对应结构因子的计算值。正确的结构模型其 R 值一般为 0.05 或更小。

4.7 单晶衍射分析的一般步骤

① 晶体生长（实验室）。
② 测定初级晶胞参数（衍射仪）。
③ 衍射强度数据的收集（衍射仪）。
④ 分析空间群（晶体学软件包）。
⑤ 计算电子密度图（晶体学软件包）。
⑥ 判断原子种类（晶体学软件包）。
⑦ 结构修正（晶体学软件包）。
⑧ 最终结构模型（论文发表）。

习题

一、单项选择题

1. 下列衍射数据的收集方法中，分辨率最低的是（　　　）。
   A．照相法　　　　B．四圆衍射仪　　　　C．图像板　　　　　　D．电荷耦合器件

2. 下列单晶 X 射线衍射的实验步骤中，只能使用晶体学软件包的是（　　　）。
   A．晶体生长　　　　　　　　　　B．测定初级晶胞参数
   C．衍射强度数据的收集　　　　　D．分析空间群

3. 对于下列方程式，说法不正确的是（　　　）。

$$R = \frac{\sum\left(|F_o| - |F_c|\right)}{\sum|F_o|}$$

A．F_o为实测的结构因子   B．F_c为对应结构因子的计算值

C．R表示结构模型的精度   D．正确的结构模型其R值大于或等于0.1

4．下列 X 射线晶体结构分析的基本过程，正确的是（   ）。

    A．衍射强度→结构因子→电子密度图→原子位置→分子结构

    B．结构因子→衍射强度→电子密度图→原子位置→分子结构

    C．衍射强度→电子密度图→结构因子→原子位置→分子结构

    D．衍射强度→结构因子→原子位置→电子密度图→分子结构

二、简答题

1．请简述单晶衍射分析的一般步骤。

2．为什么说晶体是 X 射线的三维光栅？

参考文献

[1] Byrn S R, Zografi G, Chen X. Solid-State Properties of Pharmaceutical Materials[M]. New York: John Wiley & Sons, 2017.

[2] Kimiko H. Introduction to single crystal X-ray analysis[J]. The Rigaku Journal, 2012, 28(1): 14-18.

第 **5** 章

单晶衍射实验

5.1 单晶的选择

进行单晶衍射实验前，需要挑选单晶，单晶的质量直接决定最终的 R 因子。挑选单晶时，要注意单晶的性状和大小（图 5-1）[1]。

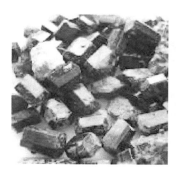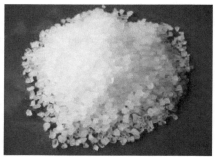

图 5-1 两种形状的单晶

单晶的性状和大小要求：

① 外观 透亮，呈分离状的单个结晶多面体。

② 形状 接近球形或立方体，避免多晶。

③ 大小 纯有机物，0.3～0.5mm；金属配位化合物，0.1～0.4mm；纯无机物，0.05～0.2mm。

5.2 单晶 X 射线衍射实验的步骤

单晶 X 射线衍射实验的步骤见图 5-2。挑选单晶的玻璃丝和 Loop 环，见图 5-3。单晶挑选后，置于载晶座上，并将晶体调节到仪器的中心（图 5-4）。

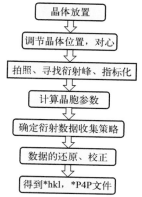

图 5-2 单晶 X 射线衍射实验的步骤

图 5-3 晶体挑选时使用的玻璃丝、Loop 环和毛细管

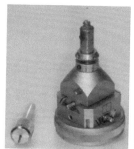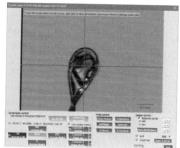

图 5-4 载晶座及晶体位于仪器的中心

5.3 单晶衍射实验的安全注意事项

进行单晶衍射实验时，要注意以下事项：

① 如果设备超过一周无需使用，则需降低管流和管压，但停机不要超过 1 个月，长期停机会导致仪器的电子线路不通。

② 定期补充液氮。

③ 仪器重新开机后，管流和管压达到设定值，低温系统达到设定温度，仪器稳定后，方可开始测试样品。

④ 测试过程中切忌打开或试图打开机门。

⑤ 开关门时要轻开轻关，避免震动，以免改变晶体的位置。

⑥ 关门后，方可开始收集数据，避免 X 射线辐射。

⑦ 放置晶体时，不可碰触准直管等部件，以免改变 X 射线的位置。

⑧ 仪器下方的红色按钮为紧急情况保护按钮，非紧急情况不要按下。

⑨ 实验室温度限定在 20℃±2℃，相对湿度小于 60%。

⑩ 调节晶体位置的工具必须放置在专用工具盒中，不可留在测角仪旁，以免阻碍测角仪的运行。

⑪ 遇到异常情况，立即采取全措施，并与仪器负责人联系，解决出现的问题。

习 题

1. 下列关于晶体尺寸的描述，不正确的是（　　　）。
   - A．纯有机物：0.3～0.5mm
   - B．金属配位化合物：0.1～0.4mm
   - C．纯无机物：0.05～0.2mm
   - D．X射线的强度越大，晶体尺寸越大

2. 下列关于单晶衍射实验的安全注意事项，不正确的是（　　　）。
   - A．如果设备超过一周无需使用，则需要降低管流和管压
   - B．单晶衍射仪停机不要超过2个月
   - C．定期补充液氮
   - D．仪器重新开机后，管流和管压达到设定值，低温系统达到设定温度，等仪器稳定后，可开始测试样品

3. 晶体挑选时，不可使用的工具是（　　　）。
   - A．玻璃丝
   - B．Loop环
   - C．毛细管
   - D．细铁丝

4. 下列关于单晶X射线衍射实验的步骤，正确的是（　　　）。
   - A．晶体对心→测定晶胞参数→收集衍射强度→解析晶体结构
   - B．收集衍射强度→晶体对心→测定晶胞参数→解析晶体结构
   - C．测定晶胞参数→晶体对心→收集衍射强度→解析晶体结构
   - D．晶体对心→收集衍射强度→测定晶胞参数→解析晶体结构

5. 下列关于单晶挑选的论述，不正确的是（　　　）。
   - A．外观：透亮，呈分离状的单个结晶多面体
   - B．形状接近球形
   - C．形状为立方体
   - D．无裂纹

参考文献

[1] Crundwell G, Phan J, Kantardjieff K A. The incorporation of a single-crystal X-ray diffraction experiment into the undergraduate physical chemistry laboratory[J]. Journal of Chemical Education, 1999, 76(9): 1242.

第**6**章
应用 Shelxs 软件解析晶体结构

在第 4 章，介绍了衍射信息的收集方法。在第 5 章，介绍了单晶衍射实验的注意事项。在获得衍射数据之后，就需要进行结构解析。在《药物晶体学》这门课程中，我们介绍应用 Shelxs（本章）[1,2] 和 Olex2（第 7 章）软件来进行晶体结构解析。

6.1　Shelxs 软件简介

这款软件主要用于有机小分子晶体结构解析，可进行结构解析、修正和绘图，也可进行分子间或分子内相互作用的分析。该软件主页：https://shelx.uni-goettingen.de/（图 6-1）。

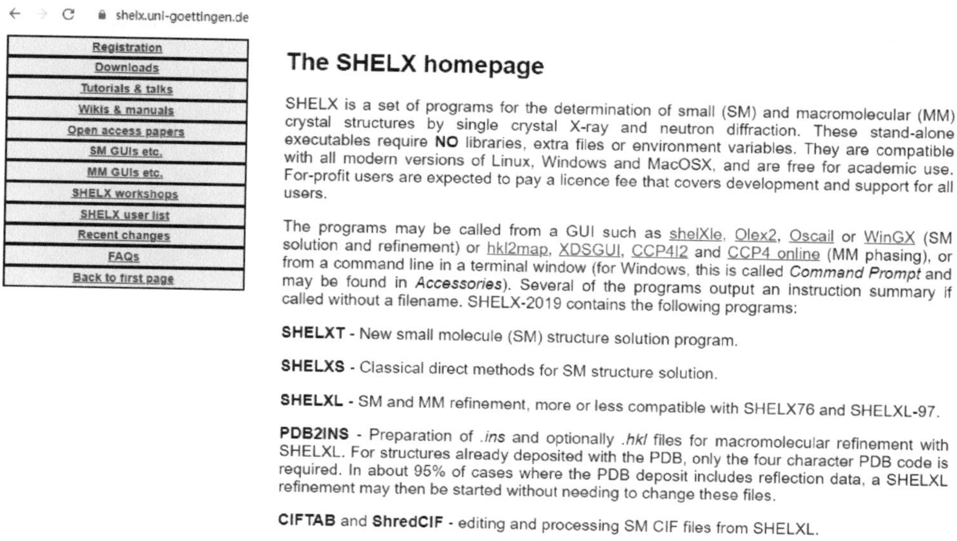

← C ⟲ ⓘ shelx.uni-goettingen.de

| Registration |
| Downloads |
| Tutorials & talks |
| Wikis & manuals |
| Open access papers |
| SM GUIs etc. |
| MM GUIs etc. |
| SHELX workshops |
| SHELX user list |
| Recent changes |
| FAQs |
| Back to first page |

The SHELX homepage

SHELX is a set of programs for the determination of small (SM) and macromolecular (MM) crystal structures by single crystal X-ray and neutron diffraction. These stand-alone executables require **NO** libraries, extra files or environment variables. They are compatible with all modern versions of Linux, Windows and MacOSX, and are free for academic use. For-profit users are expected to pay a licence fee that covers development and support for all users.

The programs may be called from a GUI such as shelXle, Olex2, Oscail or WinGX (SM solution and refinement) or hkl2map, XDSGUI, CCP4I2 and CCP4 online (MM phasing), or from a command line in a terminal window (for Windows, this is called *Command Prompt* and may be found in *Accessories*). Several of the programs output an instruction summary if called without a filename. SHELX-2019 contains the following programs:

SHELXT - New small molecule (SM) structure solution program.

SHELXS - Classical direct methods for SM structure solution.

SHELXL - SM and MM refinement, more or less compatible with SHELX76 and SHELXL-97.

PDB2INS - Preparation of *.ins* and optionally *.hkl* files for macromolecular refinement with SHELXL. For structures already deposited with the PDB, only the four character PDB code is required. In about 95% of cases where the PDB deposit includes reflection data, a SHELXL refinement may then be started without needing to change these files.

CIFTAB and **ShredCIF** - editing and processing SM CIF files from SHELXL.

图 6-1　Shelxs 软件的主页

在下载 Shelxs 软件前，需要进行登记，对学术研究免费（应用于商业目的，需要授权）。登记后，可进行 Shelxs 软件的下载，有针对不同操作系统的 Windows、Linus 和 Mac 版本下载。

6.2 Shelxs 软件安装

64 位的 Win7 以上系统安装 Shelxtl，共分 2 步：

① 把 SAXI 文件夹拷贝到 C 盘根目录下（图 6-2）；

② 找到高级系统设置（图 6-3），新建如下几个系统的环境变量（图 6-4，图 6-5）。

1．SAXI$ROOT: = C:\SAXI\

2．SAXI$SITE = win7（也可以是 win10）

3．SAXI$USERNAME = win7（也可以是 win10）

4．SXTL = C:\SAXI\SXTL\SXTL.INI

5．SXTL$SYSTEM: = C:\SAXI\SXTL\

6．Path= %SystemRoot%\system32;%SystemRoot%;%SystemRoot%\System32\Wbem;C:\SAXI\SXTL;;C:\SAXI;

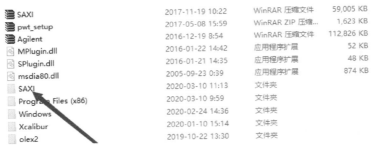

图 6-2　把 SAXI 文件夹拷贝到 C 盘根目录下

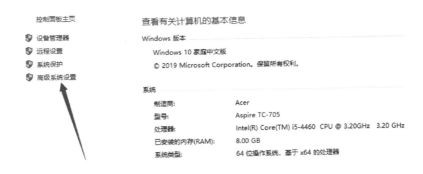

图 6-3　找到高级系统设置

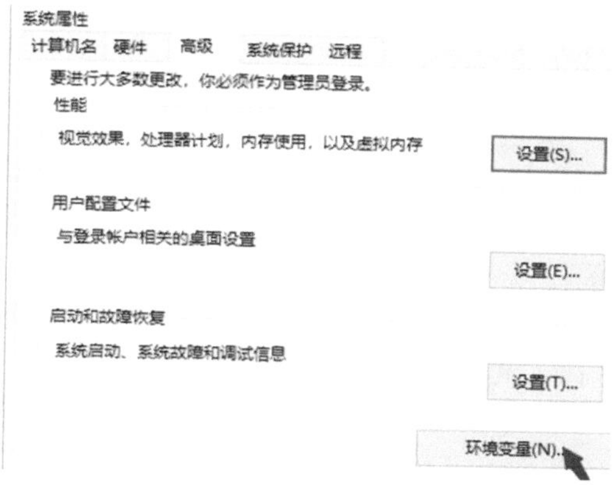

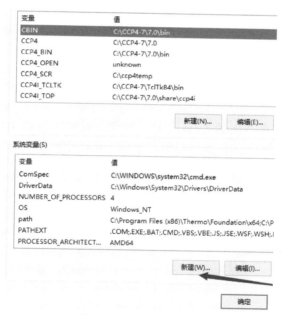

图 6-4　找到环境变量

图 6-5　新建环境变量

　　环境变量增加之后，从 SAXI 中的 SXTL 目录中找到 shelxtl 文件。点击右键，建立快捷方式，并将该快捷方式拖到桌面上。正确安装后，在桌面有一个图标 Shelxtl，双击图标 Shelxtl，出现图 6-6 的界面。

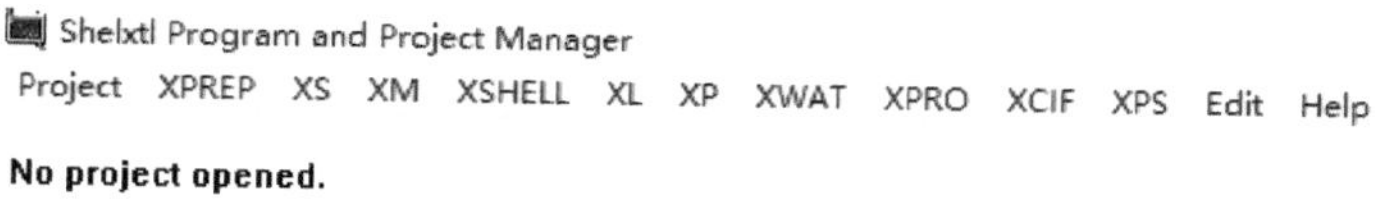

Shelxtl Program and Project Manager

Project　XPREP　XS　XM　XSHELL　XL　XP　XWAT　XPRO　XCIF　XPS　Edit　Help

No project opened.

图 6-6　Shelxs 软件正确安装后的界面

6.3 Shelxs 软件的使用

Shelxs 软件的主要模块包括 4 个：① XPREP 为结构解析准备；② XS 为结构解析；③ XP 为绘图；④ XL 为修正。其中，X 代表 X 射线衍射。

（1）XPREP 模块

主要用于寻找对称性、分析空间群、建立结构解析的起始文件，为结构解析做准备，生成 *.ins 文件，其中，PREP 代表 Preparation。

（2）XS 模块

调用 XPREP 产生的 *.ins（Instruction）文件，实现结构解析；计算电子密度图，从电子云密度最高的地方，寻找原子的位置；XS 用直接法或 Patterson 法解决相角问题，生成 *.res（Result）文件，其中，S 代表 Solution。

可在 XS 模块中使用的指令包括：

ESEL　　　限定归一化结构因子 E 值的上限和下限

TREF　　　直接法（直接计算相角）

PATT　　　帕特孙法（计算重原子的位置）

（3）XP 模块

用于调用上一步产生的 *.res 文件；画图，并可进行原子的命名、排序、加氢、结构旋转等操作。该模块保存后，生成 *.ins 文件。其中，P 代表 Picture。

XP 模块的常用指令：

FMOL 调用分子的原子信息　　　PROJ 投影
INFO 查看原子信息　　　ENVI 调出原子的环境信息
NAME 给原子命名　　　PICK 选取原子
KILL 删除原子　　　FILE 保存
TELP 绘图　　　SGEN 根据对称变换，产生新位置
QUIT 退出

（4）XL 模块

用于调用 *.ins 文件，进行最小二乘修正，生成 *.res 文件。其中，L 代表 Least square。

XL 模块可用的常规指令：

ACTA 产生 CIF 文件　　　XL 模块也可用一些限定指令
CONF 计算扭角　　　OMIT 忽略指定的衍射点或角度
BIND 计算指定原子对的键长、键角　　　ANIS 从各向同性转变成各向异性
AFIX 将原子固定在指定位置　　　DELU 限制指定原子有相似的位移参数
HTAB 计算氢键
BOND 计算键长、键角

EXYZ	指定相同的原子坐标	DFIX	固定键长
SADI	同类型化学键的键长相似	EADP	指定相同的位移参数
EXTI	对晶体的消光效应进行修正	FLAT	限制指定原子在同一平面上
HFIX	固定氢原子	FREE	取消两原子间的化学键

6.4　Shelxs 软件的应用实例

下面，用实例详细描述应用 Shelxs 软件解析晶体结构的过程。

1）双击软件图标，打开软件（S6-1❶）。

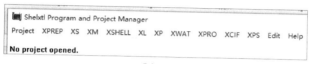

S6-1

2）建立新的结构分析项目，选择 Project 下拉菜单中的 New（S6-2）。

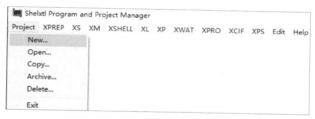

S6-2

3）输入项目名称，不要与现有的名称重复，比如"1111111"。选择一个数据文件，比如"samp64"（S6-3）。

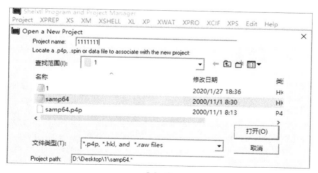

S6-3

4）点击"打开"进入如下界面（S6-4）。

---

❶　本章 Shelxs 软件操作示意图均以"S6-*"形式编号。

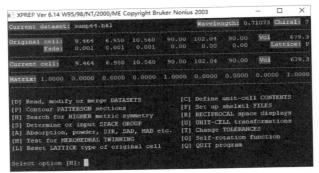

S6-4

5）点击 XPREP，进入 XPREP 模块（S6-5）。

S6-5

6）选择选项［H］，寻找更高的对称性（S6-6）。

S6-6

7）点击回车后，屏幕显示如下（S6-7）。

S6-7

8）S6-7 中选项 A 显示单斜晶系，$R=0.028$（如有多个选项，选 R 值低的）
（S6-8）。

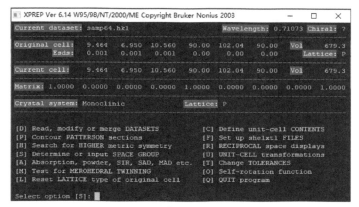

S6-8

9）S6-8 中选项［S］表示测定或输入空间群，回车后显示下图界面（S6-9）。

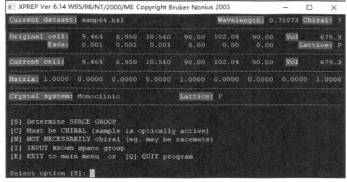

S6-9

10）选择选项［S］，表示测定空间群，回车后屏幕显示多种可能的晶系
（S6-10）。

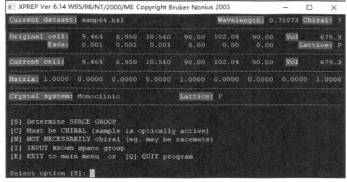

S6-10

11）选择选项［M］，回车确认单斜晶系后屏幕显示点阵选择（S6-11）。

```
Select option [M]:
Lattice exceptions: P      A      B      C      I      F     Obv    Rev    All

N (total) =          0    1625   1600   1599   1604   2412   2141   2141   3221
N (int>3sigma) =     0    1478   1436   1406   1422   2160   1909   1914   2881
Mean intensity =    0.0   55.9   61.7   54.5   50.1   57.4   50.8   54.9   53.5
Mean int/sigma =    0.0   28.1   27.7   26.9   27.6   27.6   27.3   27.5   27.2
Lattice type [P, A, B, C, I, F, O(obv.), R(rev. rhomb. on hex. axes)]
Select option [P]:
```

S6-11

12）选择选项［P］，确认是 P 点阵后回车，进入 CFOM（联合品质因子）选择界面（S6-12）。

```
Select option [P]:
Mean |E*E-1| = 0.723 [expected .968 centrosym and .736 non-centrosym]

Systematic absence exceptions:

         -21-    -a-    -c-    -n-

N          4     171    172    171
N I>3s     1     126    134    132
<I>       0.7   87.9   76.1   72.6
<I/s>     3.7   36.4   36.5   35.3

Identical indices and Friedel opposites combined before calculating R(sym)

Option  Space Group  No.  Type     Axes  CSD  R(sym)  N(eq)  Syst. Abs.   CFOM

[A] P2           #  3  chiral    1    29   0.028   861   0.0 / 27.2    3.72
[B] P2/m         # 10  centro    1    21   0.028   861   0.0 / 27.2   10.92
[C] Pm           #  6  non-cen   1     1   0.028   861   0.0 / 27.2   50.38
[D] P2(1)        #  4  chiral    1  3543   0.028   861   0.0 / 27.2    0.41
[E] P2(1)/m      # 11  centro    1   402   0.028   861   0.0 / 27.2    6.62

Select option [D]:
```

S6-12

13）选择选项［D］，CFOM（联合品质因子）值最低，回车确认后进入如下页面（S6-13）。

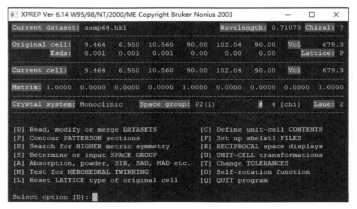

S6-13

14）选择选项［D］，读取、修饰或合并数据，回车确认后进入下一步（S6-14）。

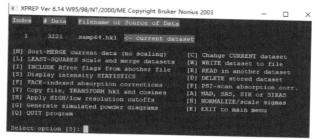

S6-14

15）选择选项［S］，显示强度数据统计情况，回车确认后进入下一步（S6-15）。

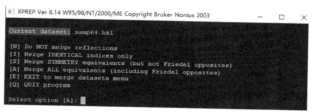

S6-15

16）选择选项［A］，合并全部等效点，屏幕显示各分辨率范围的衍射数据（S6-16）。

Resolution	#Data	#Theory	%Complete	Redundancy	Mean I	Mean I/s	Rint	Rsigma
Inf - 2.55	56	56	100.0	3.09	435.7	126.24	0.0374	0.0072
2.55 - 2.00	54	54	100.0	3.56	101.2	87.29	0.0432	0.0099
2.00 - 1.70	64	64	100.0	3.47	95.3	78.61	0.0378	0.0103
1.70 - 1.50	75	75	100.0	3.71	56.2	67.03	0.0332	0.0119
1.50 - 1.35	84	84	100.0	3.54	31.8	43.12	0.0457	0.0181
1.35 - 1.25	85	85	100.0	3.38	21.4	32.56	0.0504	0.0251
1.25 - 1.15	110	110	100.0	3.09	26.5	33.89	0.0419	0.0247
1.15 - 1.10	71	71	100.0	2.83	22.3	29.12	0.0449	0.0291
1.10 - 1.05	83	83	100.0	2.98	18.5	25.91	0.0448	0.0314
1.05 - 1.00	112	112	100.0	2.69	11.2	17.74	0.0560	0.0483
1.00 - 0.95	123	123	100.0	2.59	6.4	11.20	0.0753	0.0727
0.95 - 0.90	149	149	100.0	2.42	4.1	7.88	0.0768	0.1096
0.90 - 0.90	3	3	100.0	1.33	3.1	4.71	0.0771	0.1826
1.00 - 0.90	275	275	100.0	2.48	9.3	9.33	0.0760	0.0894
Inf - 0.90	1069	1069	100.0	3.01	49.9	38.10	0.0404	0.0148

Merged [A], lowest resolution = 10.33 Angstroms,   514 outliers downweighted

Enter <CR> to continue

S6-16

17）回车后，屏幕显示单斜晶系，*P*2（1）空间群（S6-17）。

18）选择选项［C］，确定晶胞组成，回车进入下一步（S6-18）。

19）选择选项［E］，回车，输入晶胞内尝试分子式，元素符号注意用大写字母表示（S6-19）。

20）选择选项［E］，退回到主菜单，回车确认（S6-20）。

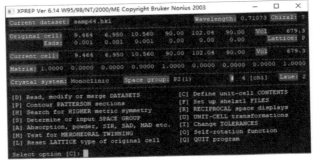

S6-17

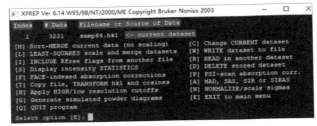

S6-18

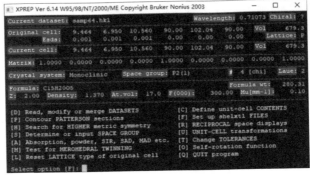

S6-19

S6-20

21）选择选项［F］，建立 shelxtl 文件（S6-21）。

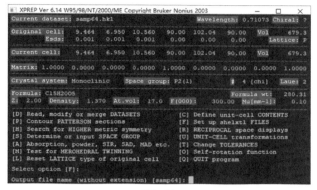

S6-21

22）输入一个新文件"1"（第 1 个实例）（S6-22）。

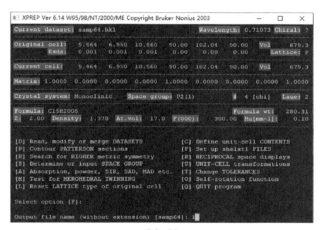

S6-22

23）输入"1"后，屏幕显示如下内容。在"Do you wish to（over）write the intensity data file 1.hkl ？"后面，输入"Y"（S6-23）。

```
Output file name (without extension) [samp64]: 1
    File 1.ins set up as follows:

TITL 1 in P2(1)
CELL 0.71073    9.4641    6.9503   10.5597   90.000  102.045   90.000
ZERR    2.00    0.0012    0.0008    0.0012    0.000    0.002    0.000
LATT -1
SYMM -X, 0.5+Y, -Z
SFAC C H O
UNIT 30 40 10
TEMP 0
TREF
HKLF 4
END

Do you wish to (over)write the intensity data file 1.hkl ? [N]:
```

S6-23

24）回车后，屏幕显示见 S6-24。

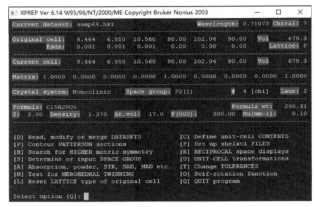

S6-24

25）选择选项［Q］，退出程序，返回主菜单（S6-25）。

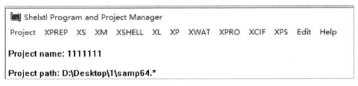

S6-25

26）到这一步，XPREP 模块的工作完成，后面将进入 XS 模块。在进入 XS 模块前首先要建立新项目，Project → New（在 XPREP 模块部分，我们将 samp64 改名为 1，改为新项目；如果仍然保留 samp64 名，则无需建立新项目）（S6-26）。

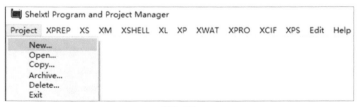

S6-26

27）输入一个新项目编号，与之前的编号不能重复，文件类型选 all files。在名称部分选择在 XPREP 部分建立的 1.ins 文件，点击打开（S6-27）。

28）系统显示了新的项目，并调用了 "1.*" 文件（S6-28）。

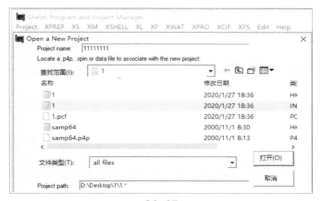

S6-27

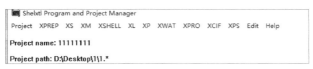

S6-28

29）选择 XS（S6-29）。

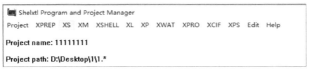

S6-29

30）点击 XS，解出 20 个原子位置，回车后显示见 S6-30。

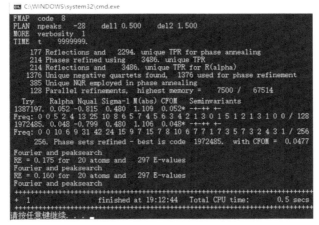

S6-30

31）按回车键，回到原始项目状态（S6-31）。

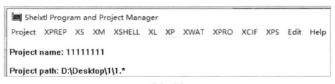

S6-31

32）选择 XP，并且点击 XP（S6-32）。

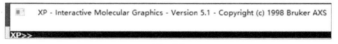

S6-32

33）屏幕显示 XP 窗口（S6-33）。

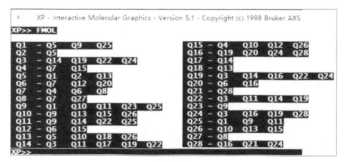

S6-33

34）在 XP 处输入"FMOL"并回车（S6-34）。

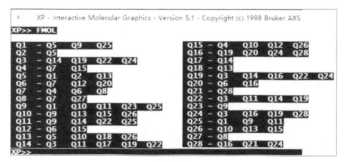

S6-34

35）在 XP 处输入"INFO"并回车。程序读出 28 个峰，看最后一列 peak 峰值，峰重 154 与 75 之间有明显的台阶，说明 Q21 及其后面的峰为背景峰（S6-35）。

36）在 XP 处，输入"KILL Q21 TO Q28"，回车，背景峰对应的 8 个原子被删除了（S6-36）。

```
XP>> INFO

Atom SFAC      x        y        z     ATYP Color ARAD BRAD SRAD  Ueq    Peak
Q1    1    0.03790  0.26600  0.60560    1    1   0.20 0.77 1.27 0.050 374.34
Q2    1   -0.08270  0.25740  0.40730    1    1   0.20 0.77 1.27 0.050 319.95
Q3    1   -0.07490  0.22430  1.01530    1    1   0.20 0.77 1.27 0.050 292.27
Q4    1   -0.45420  0.17960  0.59930    1    1   0.20 0.77 1.27 0.050 280.07
Q5    1   -0.00250  0.27060  0.47900    1    1   0.20 0.77 1.27 0.050 246.03
Q6    1   -0.42940  0.41160  0.74770    1    1   0.20 0.77 1.27 0.050 242.81
Q7    1   -0.50210  0.23720  0.70880    1    1   0.20 0.77 1.27 0.050 235.90
Q8    1   -0.57880  0.14390  0.75810    1    1   0.20 0.77 1.27 0.050 235.58
Q9    1   -0.08540  0.28140  0.66710    1    1   0.20 0.77 1.27 0.050 231.02
Q10   1   -0.21490  0.24230  0.55680    1    1   0.20 0.77 1.27 0.050 230.06
Q11   1   -0.03620  0.18870  0.79520    1    1   0.20 0.77 1.27 0.050 229.58
Q12   1   -0.35540  0.47110  0.66060    1    1   0.20 0.77 1.27 0.050 224.93
Q13   1   -0.16550  0.28430  0.43610    1    1   0.20 0.77 1.27 0.050 222.42
Q14   1   -0.14080  0.19140  0.88510    1    1   0.20 0.77 1.27 0.050 215.20
Q15   1   -0.3747/0 0.32970  0.56040    1    1   0.20 0.77 1.27 0.050 194.49
Q16   1   -0.31760  0.40090  0.98080    1    1   0.20 0.77 1.27 0.050 193.11
Q17   1   -0.24500  0.00450  0.87910    1    1   0.20 0.77 1.27 0.050 181.00
Q18   1   -0.23090  0.18410  0.31790    1    1   0.20 0.77 1.27 0.050 179.80
Q19   1   -0.18110  0.36100  0.93390    1    1   0.20 0.77 1.27 0.050 162.88
Q20   1   -0.41760  0.50420  0.87660    1    1   0.20 0.77 1.27 0.050 154.30
Q21   1   -0.27430  0.45450  1.18270    1    1   0.20 0.77 1.27 0.050  75.96
Q22   1   -0.0407/0 0.2697/0 0.87730    1    1   0.20 0.77 1.27 0.050  74.23
Q23   1   -0.11500  0.46800  0.68680    1    1   0.20 0.77 1.27 0.050  71.52
Q24   1   -0.21450  0.19790  1.07310    1    1   0.20 0.77 1.27 0.050  71.52
Q25   1    0.12410  0.27380  0.72500    1    1   0.20 0.77 1.27 0.050  70.24
Q26   1   -0.27970  0.39310  0.48130    1    1   0.20 0.77 1.27 0.050  70.18
Q27   1   -0.44070 -0.07130  0.73850    1    1   0.20 0.77 1.27 0.050  69.15
Q28   1   -0.23830  0.40760  1.12660    1    1   0.20 0.77 1.27 0.050  64.04

    28 atoms and    41 bonds in current lists
XP>>
```

S6-35

```
Q20   1   -0.41760  0.50420  0.87660    1    1   0.20 0.77 1.27 0.050 154.30
Q21   1   -0.27430  0.45450  1.18270    1    1   0.20 0.77 1.27 0.050  75.96
Q22   1   -0.0407/0 0.2697/0 0.87730    1    1   0.20 0.77 1.27 0.050  74.23
Q23   1   -0.11500  0.46800  0.68680    1    1   0.20 0.77 1.27 0.050  74.23
Q24   1   -0.21450  0.19790  1.07310    1    1   0.20 0.77 1.27 0.050  71.52
Q25   1    0.12410  0.27380  0.72500    1    1   0.20 0.77 1.27 0.050  70.24
Q26   1   -0.27970  0.39310  0.48130    1    1   0.20 0.77 1.27 0.050  70.18
Q27   1   -0.44070 -0.07130  0.73850    1    1   0.20 0.77 1.27 0.050  69.15
Q28   1   -0.23830  0.40760  1.12660    1    1   0.20 0.77 1.27 0.050  64.04

    28 atoms and    41 bonds in current lists
XP>> KILL Q21 TO Q28
```

S6-36

37）在 XP 处，输入"PROJ"后回车，屏幕显示分子结构（S6-37）。

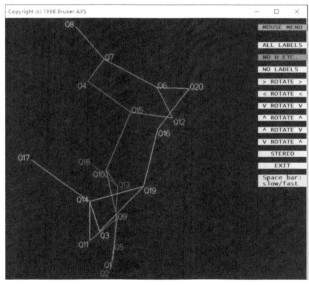

S6-37

38）用右边的旋转选项，将结构转到重叠最少的位置（S6-38）。

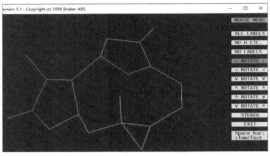

S6-38

39）点击 EXIT 退出（S6-39）。

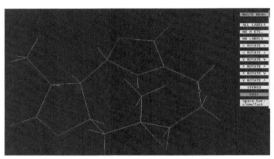

S6-39

40）在 XP 处输入"NAME Q？ C？"以及"NAME Q ？？ C ？？"后，分别回车（S6-40）。

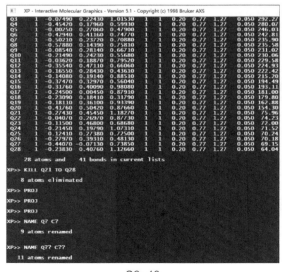

S6-40

41）在 XP 处继续输入"PROJ"，回车（S6-41）。

S6-41

42）屏幕显示所得的分子结构中 Q 均已变成 C。点击 EXIT 退出（S6-42）。

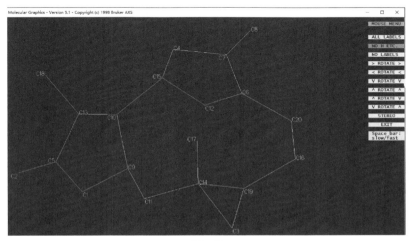

S6-42

43）在 XP 处输入"FILE 1"，回车两次（S6-43）。

```
XP>> FILE 1
Enter name of file from which instructions (including HKLF but not atoms) shoul
copied [1.res]:
MOLE instruction needs to be added later by hand
MOLE instruction needs to be added later by hand
XP>>
```

S6-43

44）在 XP 处，输入"EXIT"，回车，退出 XP 模块，回到项目的初始状态（S6-44）。

```
XP>> FILE 1
Enter name of file from which instructions (including HKLF but not atoms) shoul
copied [1.res]:
MOLE instruction needs to be added later by hand
MOLE instruction needs to be added later by hand
XP>> EXIT
```

S6-44

45）系统退回到主菜单（S6-45）。

Shelxtl Program and Project Manager

Project XPREP XS XM XSHELL XL XP XWAT XPRO XCIF XPS Edit Help

Project name: 11111111

Project path: D:\Desktop\1\1.*

S6-45

46）进入 XL 模块，将光标移动到 XL（S6-46）。

Shelxtl Program and Project Manager

Project XPREP XS XM XSHELL XL XP XWAT XPRO XCIF XPS Edit Help

Project name: 11111111

Project path: D:\Desktop\1\1.*

S6-46

47）点击 XL，出现 XL（修正小分子）和 XH（修正大分子），选 XL（S6-47）。

Shelxtl Program and Project Manager

Project XPREP XS XM XSHELL XL XP XWAT XPRO XCIF XPS Edit Help

Project name: 11111111

XL

Project path: D:\Desktop\1\1.*   XH

S6-47

48）程序开始修正（S6-48）。

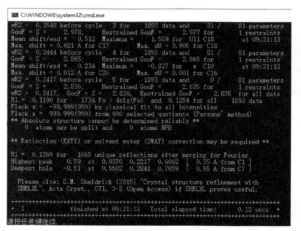

S6-48

49）按回车键，回到项目初始状态（S6-49）。

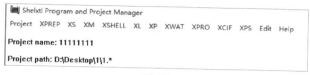

S6-49

50）进入 XP 模块（S6-50）。

S6-50

51）在 XP 下，输入"FMOL"（S6-51）。

S6-51

52）在 XP 下，输入"INFO"（S6-52）。

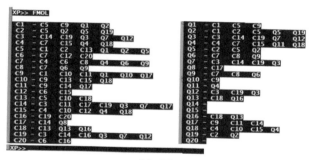

S6-52

53）可看到 Q 峰之间无台阶，故非氢原子已找齐。在 XP 处，输入"KILL $Q"（S6-53）。

Q1	1	0.03700	0.22170	0.60620	1	1	0.20	0.77	1.27	0.050	0.59
Q2	1	0.12270	0.26660	0.44550	1	1	0.20	0.77	1.27	0.050	0.56
Q3	1	-0.04690	0.27850	1.00470	1	1	0.20	0.77	1.27	0.050	0.55
Q4	1	-0.45810	0.21090	0.56670	1	1	0.20	0.77	1.27	0.050	0.53
Q5	1	-0.05310	0.26400	0.37330	1	1	0.20	0.77	1.27	0.050	0.51
Q6	1	-0.55190	0.15970	0.79660	1	1	0.20	0.77	1.27	0.050	0.43
Q7	1	-0.08360	0.17980	1.02080	1	1	0.20	0.77	1.27	0.050	0.40
Q8	1	-0.29380	-0.02600	0.78480	1	1	0.20	0.77	1.27	0.050	0.36
Q9	1	-0.62010	0.15870	0.70170	1	1	0.20	0.77	1.27	0.050	0.34
Q10	1	-0.09710	0.44370	0.69720	1	1	0.20	0.77	1.27	0.050	0.30
Q11	1	-0.40400	-0.00260	0.46630	1	1	0.20	0.77	1.27	0.050	0.29
Q12	1	-0.12610	0.47710	0.92790	1	1	0.20	0.77	1.27	0.050	0.28
Q13	1	-0.23400	0.03160	0.33080	1	1	0.20	0.77	1.27	0.050	0.28
Q14	1	-0.59500	-0.14250	1.10050	1	1	0.20	0.77	1.27	0.050	0.27
Q15	1	-0.47290	0.42320	1.10050	1	1	0.20	0.77	1.27	0.050	0.27
Q16	1	-0.18010	0.21260	0.22190	1	1	0.20	0.77	1.27	0.050	0.27
Q17	1	-0.04760	0.24550	0.84320	1	1	0.20	0.77	1.27	0.050	0.26
Q18	1	-0.40370	0.32580	0.45330	1	1	0.20	0.77	1.27	0.050	0.26
Q19	1	0.29820	0.28040	0.41640	1	1	0.20	0.77	1.27	0.050	0.26
Q20	1	-0.31730	0.03250	1.07040	1	1	0.20	0.77	1.27	0.050	0.25

```
      40 atoms and    65 bonds in current lists
XP>> KILL $Q
```

S6-53

54）屏幕显示 20 个 Q 峰原子位置已经删除，再在 XP 处，输入"PROJ"（S6-54）。

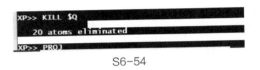

```
XP>> KILL $Q
   20 atoms eliminated
XP>> PROJ
```

S6-54

55）屏幕显示分子结构（S6-55）。

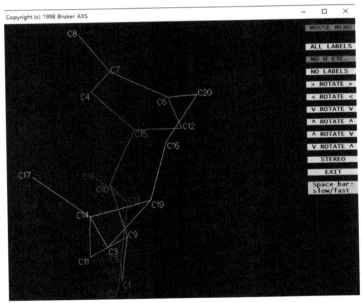

S6-55

56）通过右侧旋转选项（ROTATE），将分子转到合适的位置（S6-56）。

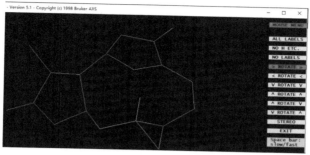

S6-56

57）将光标移动到 ALL LABELS，显示原子编号。在草稿纸上画出分子结构（S6-57）。

58）在 XP 处输入"ENVI C1"，回车，即可显示 C1 处的两个键长（S6-58）。

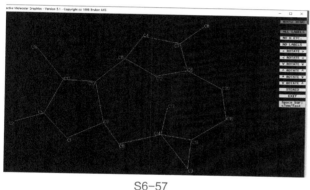

S6-57

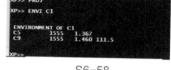

S6-58

ENVI 每个原子，即可标注每个键的键长。注意，C—C 单键，1.54Å；C—C 双键，1.35Å；C—O 单键，1.35Å，键长与 C—C 双键相似，但氧比碳重，当作碳修正时，温度因子低，在峰重表中，常排在前面。通过 ENVI，可查到特殊键长。C1—C5 1.367 Å、C2—C5 1.205 Å、C3—C14 1.451 Å、C3—C19 1.438 Å、C4—C7 1.330 Å、C7—C8 1.222 Å。推测 C1、C2、C3、C4、C8 为 O 原子，其余为碳。C6—C12 1.350 Å，且以 C6 为中心的三个夹角的和为 360°，为一平面，故 C6—C12 为双键。

59）在 XP 处输入"INFO"回车，即可显示全部原子的温度因子（S6-59）。

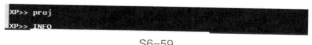

S6-59

60）可见，C1、C2、C3、C4 的温度因子较低，低于 0.05，应为较重的原子（S6-60）。

61）在 XP 处，输入"ENVI 原子名称"，可查看每个原子的化学环境。综合键长，温度因子和化学环境，可判断原子种类（S6-61）。

```
XP>> INFO
       Atom SFAC        x          y         z     ATYP Color ARAD BRAD SRAD    Ueq
       C1     1     0.04037   0.27165   0.60708    1    7    0.20 0.77 1.27   0.035
       C2     1     0.08504   0.25960   0.40786    1    7    0.20 0.77 1.27   0.042
       C3     1    -0.07917   0.22801   1.01679    1    7    0.20 0.77 1.27   0.046
       C4     1    -0.45646   0.17737   0.60318    1    7    0.20 0.77 1.27   0.043
       C5     1    -0.00299   0.26935   0.47522    1    7    0.20 0.77 1.27   0.061
       C6     1    -0.42983   0.42458   0.75254    1    7    0.20 0.77 1.27   0.065
       C7     1    -0.49810   0.24128   0.70840    1    7    0.20 0.77 1.27   0.066
       C8     1    -0.58195   0.14703   0.75715    1    7    0.20 0.77 1.27   0.066
       C9     1    -0.08244   0.29072   0.66998    1    7    0.20 0.77 1.27   0.055
       C10    1    -0.21536   0.23492   0.56014    1    7    0.20 0.77 1.27   0.056
       C11    1    -0.04002   0.16950   0.79321    1    7    0.20 0.77 1.27   0.067
       C12    1    -0.35684   0.47594   0.66084    1    7    0.20 0.77 1.27   0.066
       C13    1    -0.16484   0.29586   0.43738    1    7    0.20 0.77 1.27   0.061
       C14    1    -0.14410   0.17424   0.88474    1    7    0.20 0.77 1.27   0.059
       C15    1    -0.35890   0.32149   0.56371    1    7    0.20 0.77 1.27   0.060
       C16    1    -0.31529   0.40452   0.98121    1    7    0.20 0.77 1.27   0.078
       C17    1    -0.23955  -0.00121   0.87773    1    7    0.20 0.77 1.27   0.089
       C18    1    -0.23165   0.18281   0.31451    1    7    0.20 0.77 1.27   0.081
       C19    1    -0.18142   0.35812   0.94122    1    7    0.20 0.77 1.27   0.065
       C20    1    -0.42625   0.50429   0.87960    1    7    0.20 0.77 1.27   0.080

       20 atoms and    23 bonds in current lists

XP>>
```

S6-60

62）在 XP 处，输入"PICK"，XP 界面出现整个分子（S6-62）。

```
     XP - Interactive Molecular Graphics - Version 5.1 - Copyright (c) 1998 Bruker AXS

XP>> PROJ

XP>> ENVI C4

   ENVIRONMENT OF C4
   C7      1555    1.330
   C15     1555    1.480  108.7

XP>> PROJ

XP>> ENVI C8

   ENVIRONMENT OF C8
   C7      1555    1.222
```

S6-61

```
XP>> ENVI C13

   ENVIRONMENT OF C13
   C5      1555    1.511
   C10     1555    1.532  102.7
   C18     1555    1.536  112.1  115.3

XP>> PROJ

XP>> PICK
```

S6-62

63）待命名的原子开始闪烁，输入正确原子编号后，闪烁到下一个原子，依次
输入正确的编号，完成命名（注意：要使用英文状态，否则会出现乱码）（S6-63）。

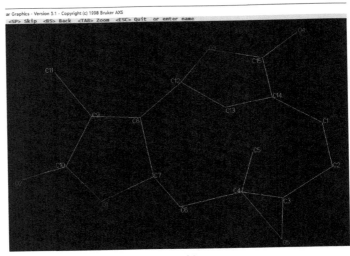

S6-63

64）全部原子都完成命名，按"/"退出，显示"0 atoms eliminated"（S6-64）。

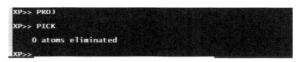

S6-64

65）在 XP 处输入"SORT"（S6-65）。

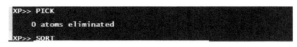

S6-65

66）接着输入 INFO，回车后，原子按编号大小排列，但氧和碳混排了（S6-66）。

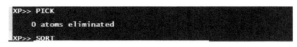

S6-66

67）在 XP 处输入"SORT O1 O2 O3 O4 O5"，回车。再在 XP 处输入"INFO"，回车，显示全部原子已排好序（S6-67）。

S6-67

68）在 XP 处输入 "FILE 1"，回车两次（S6-68）。

```
XP>> FILE 1
Enter name of file from which instructions (including HKLF but not atoms) shoul
copied [1.res]:
XP>>
```

S6-68

69）在 XP 处输入 EXIT，退出到初始状态（S6-69）。

Shelxtl Program and Project Manager

Project XPREP XS XM XSHELL XL XP XWAT XPRO XCIF XPS Edit Help

Project name: 11111111

Project path: D:\Desktop\1\1.*

S6-69

70）进入 XL 模块，选择并点击 XL，进行修正（S6-70）。

Shelxtl Program and Project Manager

Project XPREP XS XM XSHELL XL XP XWAT XPRO XCIF XPS Edit Help

| | XL |
| | XH |

Project name: 11111111

Project path: D:\Desktop\1\1.*

S6-70

71）运行 XL，进行修正（S6-71）。

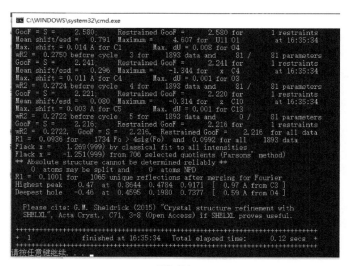

```
C:\WINDOWS\system32\cmd.exe
GooF = S =       2.580;      Restrained GooF =        2.580 for        1 restraints
Mean shift/esd =   0.791  Maximum =        4.607 for U11 O1         at 16:35:34
Max. shift = 0.014 A for C1        Max. dU = 0.008 for O4
wR2 = 0.2750 before cycle   3 for     1893 data and       81 /       81 parameters
GooF = S =       2.241;      Restrained GooF =        2.241 for        1 restraints
Mean shift/esd =   0.296  Maximum =       -1.344 for   x  C4         at 16:35:34
Max. shift = 0.011 A for C4        Max. dU = 0.001 for O3
wR2 = 0.2724 before cycle   4 for     1893 data and       81 /       81 parameters
GooF = S =       2.221;      Restrained GooF =        2.220 for        1 restraints
Mean shift/esd =   0.080  Maximum =       -0.314 for   z  C10        at 16:35:34
Max. shift = 0.003 A for C5        Max. dU = 0.001 for C13
wR2 = 0.2722 before cycle   5 for     1893 data and        0 /       81 parameters
GooF = S =       2.216;      Restrained GooF =        2.216 for        1 restraints
wR2 = 0.2722,  GooF = S =   2.216,  Restrained GooF =    2.216  for all data
R1 = 0.0936 for   1734 Fo > 4sig(Fo) and 0.0992 for all   1893 data
Flack x =    1.269(999) by classical fit to all intensities
Flack x =   -1.251(999) from 706 selected quotients (Parsons' method)
** Absolute structure cannot be determined reliably **
      0 atoms may be split and    0 atoms NPD
R1 = 0.1001 for   1065 unique reflections after merging for Fourier
Highest peak   0.47 at  0.8644  0.4784  0.9171  [ 0.97 A from C3 ]
Deepest hole  -0.46 at  0.4595  0.1980  0.7377  [ 0.59 A from O4 ]

     Please cite: G.M. Sheldrick (2015) "Crystal structure refinement with
     SHELXL", Acta Cryst., C71, 3-8 (Open Access) if SHELXL proves useful.

++++++++++++++++++++++++++++++++++++++++++++++++++++++++++++++++++++++++++++
+  1        finished at 16:35:34  Total elapsed time:      0.12 secs  +
+++++++++++++++++++++++++++++++++++++++++++++++++++++++++++++++++++++++++++++
请按任意键继续. . .
```

S6-71

72）按回车键，退出到初始状态（S6-72）。

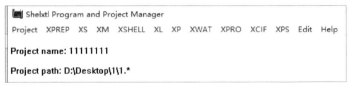

S6-72

73）选择 Edit，点击 Edit.res（S6-73）

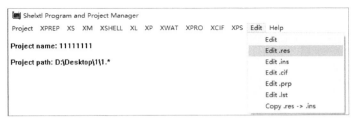

S6-73

74）屏幕显示 1.res 的信息（S6-74）。

```
1 - 记事本
文件(F)  编辑(E)  格式(O)  查看(V)  帮助(H)
TITL 1 in P2(1)
    1.res
    created by SHELXL-2017/1 at 16:35:34 on 28-Jan-2020
CELL 0.71073  9.4641  6.9503  10.5597  90.000  102.045  90.000
ZERR  2.00  0.0012  0.0008  0.0012  0.000  0.002  0.000
LATT -1
SYMM -X, 0.5+Y, -Z
SFAC C H O
UNIT 30 40 10
TEMP 0

L.S. 4
BOND
FMAP 2
PLAN 20

WGHT  0.100000
FVAR    0.67353
O1    3   0.039725   0.270256   0.606238   11.00000   0.04881
O2    3   0.085012   0.257187   0.408472   11.00000   0.05669
O3    3  -0.456177   0.177856   0.602041   11.00000   0.05675
O4    3  -0.581006   0.146988   0.756791   11.00000   0.08323
O5    3  -0.077932   0.228958   1.016473   11.00000   0.06088
C1    1  -0.425172   0.508790   0.881564   11.00000   0.06380
C2    1  -0.316934   0.402970   0.982460   11.00000   0.06490
C3    1  -0.178996   0.359839   0.940063   11.00000   0.05034
C4    1  -0.143071   0.175928   0.885752   11.00000   0.04398
```

S6-74

75）在 WGHT 的上方输入"ANIS"（各向异性修正指令）（S6-75）。

76）点击"文件"→"保存"并关闭（S6-76）。

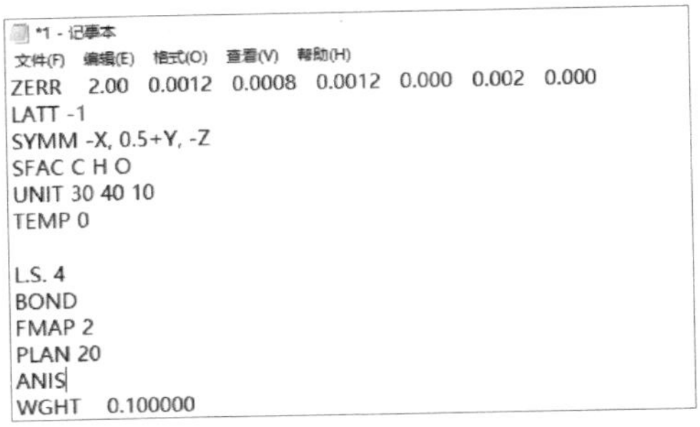

S6-75

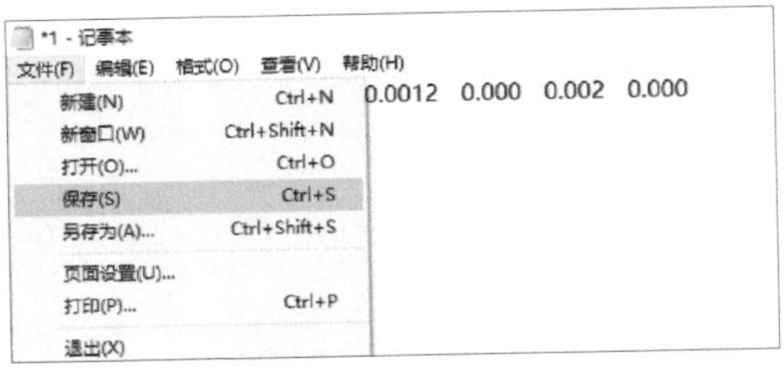

S6-76

77）点击 Edit，选择 Copy.res → .ins（S6-77）。

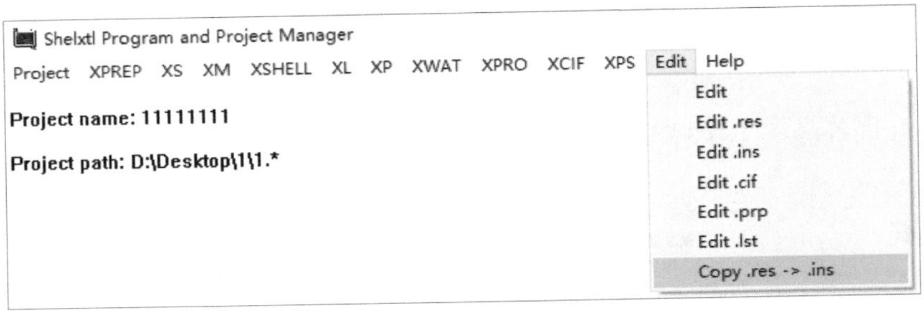

S6-77

78）进入 XL 模块，点击 XL（S6-78）。

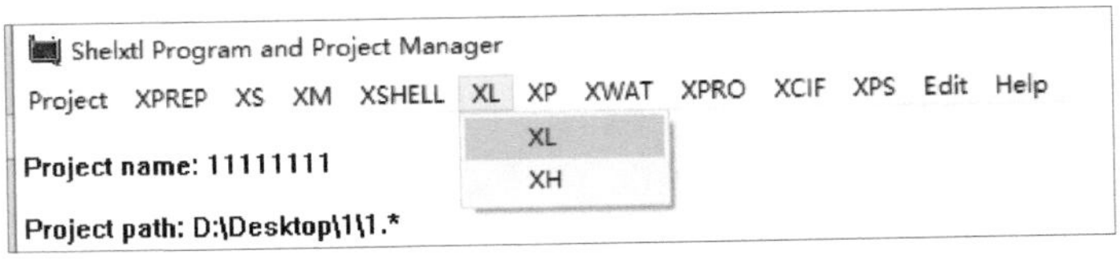

S6-78

79）点击 XL 进行各向异性修正，R_1 已下降到 0.0699，按回车键（S6-79）。

80）退回到初始状态（S6-80）。

81）进入 XP 模块（S6-81）。

82）点击 XP，在 XP 处依次输入 FMOL → KILL $Q（原子已找齐）→ PROJ，并用右侧的旋转按钮，转动到合适的角度。最后，按 EXIT 退出 PROJ 状态（S6-82）。

```
 C:\WINDOWS\system32\cmd.exe
GooF = S =    1.641;    Restrained GooF =      1.641 for      1 restraints
Mean shift/esd =   0.509  Maximum =      2.965 for  U13 04       at 16:49:28
Max. shift = 0.008 A for C6       Max. dU = 0.003 for C1
wR2 = 0.1873 before cycle  3 for    1893 data and   181 /   181 parameters
GooF = S =    1.546;    Restrained GooF =      1.546 for      1 restraints
Mean shift/esd =   0.182  Maximum =      1.053 for  U13 04       at 16:49:28
Max. shift = 0.007 A for C5       Max. dU = 0.001 for 04
wR2 = 0.1860 before cycle  4 for    1893 data and   181 /   181 parameters
GooF = S =    1.533;    Restrained GooF =      1.533 for      1 restraints
Mean shift/esd =   0.174  Maximum =      0.732 for  U13 04       at 16:49:28
Max. shift = 0.004 A for C11      Max. dU = 0.001 for 04
wR2 = 0.1843 before cycle  5 for    1893 data and     0 /   181 parameters
GooF = S =    1.513;    Restrained GooF =      1.517 for      1 restraints
wR2 = 0.1843, GooF = S =   1.518,  Restrained GooF =    1.517 for all data
R1 = 0.0659 for   1734 Fo > 4sig(Fo)  and  0.0695 for all    1893 data
Flack x =    0.075(999) by classical fit to all intensities
Flack x =   -0.836(999) from 718 selected quotients (Parsons' method)
** Absolute structure cannot be determined reliably **
   0 atoms may be split and    0 atoms NPD
R1 = 0.0699 for   1065 unique reflections after merging for Fourier
Highest peak  0.40  at  0.8735  0.4834  0.9202 [  1.03 A from C3 ]
Deepest hole  -0.22  at  0.4119  0.3396  0.6492 [  1.17 A from C15 ]

   Please cite: G.M. Sheldrick (2015) "Crystal structure refinement with
   SHELXL", Acta Cryst., C71, 3-8 (Open Access) if SHELXL proves useful.

++++++++++++++++++++++++++++++++++++++++++++++++++++++++++++++++++++++++++++++
+   1        finished at 16:49:28  Total elapsed time:     0.12 secs +
++++++++++++++++++++++++++++++++++++++++++++++++++++++++++++++++++++++++++++++
请按任意键继续. . .
```

S6-79

```
 Shelxtl Program and Project Manager

Project  XPREP  XS  XM  XSHELL  XL  XP  XWAT  XPRO  XCIF  XPS  Edit  Help

Project name: 11111111

Project path: D:\Desktop\1\1.*
```

S6-80

```
 Shelxtl Program and Project Manager

Project  XPREP  XS  XM  XSHELL  XL  XP  XWAT  XPRO  XCIF  XPS  Edit  Help

Project name: 11111111

Project path: D:\Desktop\1\1.*
```

S6-81

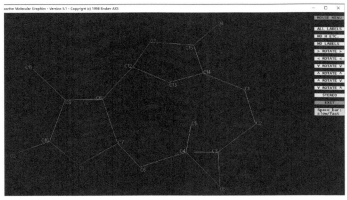

S6-82

83）在 XP 处输入"hadd"（或者 HADD），进行加氢（S6-83）。

```
XP>> kill $q
    20 atoms eliminated
XP>> proj
XP>> hadd
    17 H-atoms added to current FMOL list
XP>>
```

S6-83

84）程序直接加上了 17 个氢原子。在 XP 处输入"PROJ"，并选 ALL LABELS，显示加氢情况。只有 C、H、O 的分子，氢原子为偶数，故加氢不正确。检查整个分子，发现 C6 上只加了 1 个氢。点击 EXIT，退出 PROJ 状态（S6-84）。

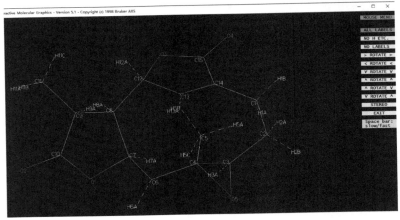

S6-84

85）在 XP 处输入"KILL H6A"，再输入"HADD 2 C6"，回车，系统显示，C6 上加了 2 个氢（S6-85）。

```
XP>> KILL H6A
    1 atoms eliminated
XP>> HADD 2 C6
    2 H-atoms added to current FMOL list
XP>>
```

S6-85

86）在 XP 下输入"PROJ"，选择 ALL LABELS，显示所有氢已加，点击 EXIT 退出 PROJ 状态。在 XP 处输入"FILE 1"，回车两次，输入"EXIT"退出 XP，回到项目初始状态（S6-86）。

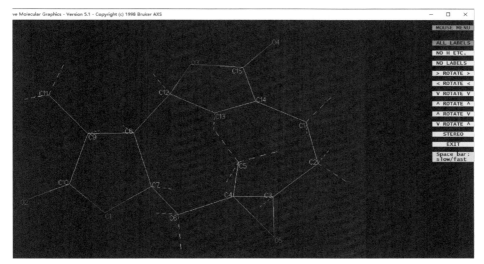

S6-86

87）进入 XL 模块，点击 XL（S6-87）。

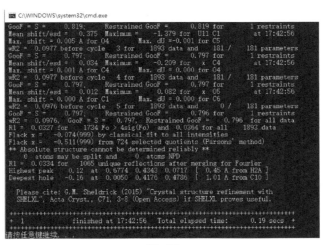

S6-87

88）显示修正情况，可以看出，R_1 已下降到 0.0334，按回车键退出（S6-88）。

S6-88

89）点击 Edit，选择 Edit .res（S6-89）。

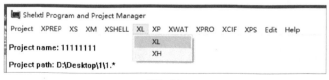

S6-89

90）在 L.S.4 上方，输入"ACTA"，保存并退出。点击 Edit，选择 COPY .res → .ins（S6-90）。

S6-90

91）进入 XL 模块，点击 XL，选择 XL，进行修正（S6-91）。

S6-91

92）显示修正情况，可以看到 R1 仍为 0.0334，不再下降，说明修正已经收敛（S6-92）。

93）下面开始画图。点击 XP，输入"FMOL""KILL $Q""PROJ"，并用右侧旋转按钮，转至合适位置（S6-93）。

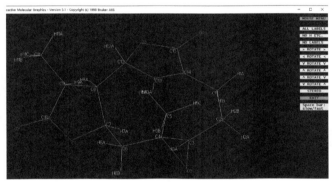

S6-92

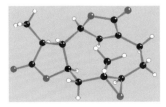

S6-93

94）在 XP 处，输入"PERS"，可画透视图，回车后，可退出 PERS 状态（S6-94）。

S6-94

95）在 XP 处输入"labl 1 400"；在 XP 处输入"telp 0 -30"，回车（S6-95）。

```
XP>> labl 1 400
Labels switched on for      38 of     38 current atoms,  code = 1,  size = 400.
XP>> telp 0 -30
```

S6-95

96）屏幕显示如下。在 Plotfile 处输入"1.plt"，并顺序输入原子名称（S6-96）。

97）屏幕显示了分子的热椭球图（S6-97）。

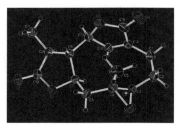

```
C10   0.2413  0.9091  0.0299  0.4154
      0.1778  0.0985  0.9537 -0.2842
      0.2064 -0.4047  0.2993  0.8641

C9    0.2294  0.9753  0.2175  0.0374
      0.1872 -0.1821  0.8889 -0.4204
      0.2116 -0.1246  0.4032  0.9066

O2    0.2833  0.7520  0.0359  0.6581
      0.2347 -0.1092  0.9915  0.0708
      0.2066 -0.6500 -0.1251  0.7496

C13   0.2140  0.7387  0.5523 -0.3864
      0.1932 -0.5943  0.8041  0.0133
      0.2453  0.3181  0.2198  0.9222

Plotfile: 1.plt
```

S6-96   S6-97

98）在 XP 下，输入"draw 1. plt"，在出现的选项中选择 H，生成 HPGL 文件，输入文件名 1.hgl，选择彩色（c），纸张大小输入 A4，回车，在 XP 下输入 EXIT，退出 XP（S6-98）。

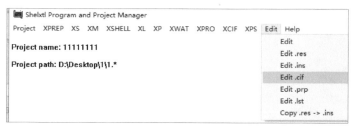

```
Plotfile: 1.plt

XP>> draw 1.plt

Enter P for pen-plotter (normal speed), S for slow (for transparent film),
A for Adobe Postscript, D for Postscript directly to printer (SLPT device),
H to write HPGL file, C for HPGL/CorelDraw and L to plot via HPGL on
SLPT device [t]: h

Name of HPGL file to be created: 1.hgl

Color (C) or black/white (<CR>): c

Paper size (A, B, A3 or A4 [ <CR> = A ]): a4

XP>>
```

S6-98

99）在项目初始状态，点击 Edit，选择 Edit .cif（S6-99）。

Shelxtl Program and Project Manager

Project XPREP XS XM XSHELL XL XP XWAT XPRO XCIF XPS Edit Help

Project name: 11111111

Project path: D:\Desktop\1\1.*

| Edit |
| Edit .res |
| Edit .ins |
| Edit .cif |
| Edit .prp |
| Edit .lst |
| Copy .res -> .ins |

S6-99

100）屏幕显示 CIF 信息（S6-100）。

```
1 - 记事本
文件(F) 编辑(E) 格式(O) 查看(V) 帮助(H)
|
data_1

_audit_creation_method          'SHELXL-2017/1'
_shelx_SHELXL_version_number      '2017/1'
_chemical_name_systematic         ?
_chemical_name_common             ?
_chemical_melting_point           ?
_chemical_formula_moiety          ?
_chemical_formula_sum
'C15 H20 O5'
_chemical_formula_weight          280.31

loop_
_atom_type_symbol
_atom_type_description
_atom_type_scat_dispersion_real
_atom_type_scat_dispersion_imag
_atom_type_scat_source
'C' 'C' 0.0033  0.0016
'International Tables Vol C Tables 4.2.6.8 and 6.1.1.4'
'H' 'H' 0.0000  0.0000
'International Tables Vol C Tables 4.2.6.8 and 6.1.1.4'
'O' 'O' 0.0106  0.0060
'International Tables Vol C Tables 4.2.6.8 and 6.1.1.4'

_space_group_crystal_system      monoclinic
_space_group_IT_number           4
_space_group_name_H-M_alt        'P 21'
_space_group_name_Hall           'P 2yb'
```

S6-100

101）在"？"处，输入晶体的形状、颜色、大小（S6-101）。

```
*1 - 记事本
文件(F) 编辑(E) 格式(O) 查看(V) 帮助(H)
_cell_angle_beta                102.045(2)
_cell_angle_gamma               90
_cell_volume                    679.31(14)
_cell_formula_units_Z           2
_cell_measurement_temperature   273(2)
_cell_measurement_reflns_used   1839
_cell_measurement_theta_min     3.0
_cell_measurement_theta_max     50.0

_exptl_crystal_description      block
_exptl_crystal_colour           colorless
_exptl_crystal_density_meas     ?
_exptl_crystal_density_method   ?
_exptl_crystal_density_diffrn   1.370
_exptl_crystal_F_000            300
_exptl_transmission_factor_min  ?
_exptl_transmission_factor_max  ?
_exptl_crystal_size_max         0.3
_exptl_crystal_size_mid         0.2
_exptl_crystal_size_min         0.15
_exptl_absorpt_coefficient_mu   0.102
_shelx_estimated_absorpt_T_min  ?
_shelx_estimated_absorpt_T_max  ?
_exptl_absorpt_correction_type  multi-scan|
```

S6-101

102）输入收集衍射数据的装置（S6-102）。

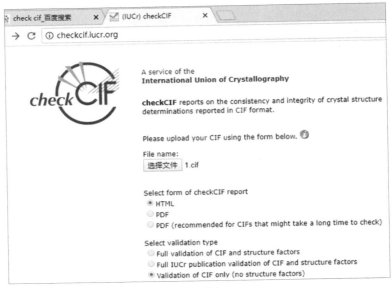

S6-102

103）在数据还原、解析、修正、图片产生方法和发表材料处，写入正确的程序（S6-103）。在 _chemical_absolute_configuration 处写 rm（相对构型）或 ad（绝对构型）。

S6-103

104）在 checkcif.iucr.org 网站上检测 1.cif（S6-104）。

S6-104

105）显示有一个 B 类错误，数据收集的角度小，这是衍射实验时的设置，现不能改（S6-105）。

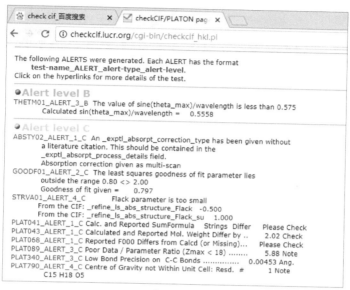

S6-105

通过上述实例，详细介绍了应用 Shelxs 软件解析晶体结构的全过程。该软件功能齐全，可实现晶体结构的初步解析、原子种类的判断、结构精修和绘图。

上述实例连同其他的 Shelxs 应用实例，均可参考慕课平台江仁望主讲的《药物晶体学》视频课程。

 习 题 ···

根据附录 1 中本章实例衍射数据，自行解析视频课程中 Shelxs 软件的应用实例。

 参考文献 ···

[1] Sheldrick G M. A short history of Shelx[J]. Acta Crystallographica Section A, 2008, 64: 112-122.

[2] Thorn A. Experimental phasing: Substructure solution and density modification as implemented in Shelx[J]. Methods in Molecular Biology, 2017, 1607: 357-376.

第7章
应用 Olex2 软件解析晶体结构

7.1 Olex2 软件简介

基于单晶衍射数据的结构解析，除了可应用第 6 章的 Shelxs 软件外，也可应用 Olex2 软件。该软件是由英国杜伦大学化学系 Dolomanov 教授开发的一款具有解析、精修、画图等多功能的单晶解析软件。该软件基于 Python 语言，现已经更新至 1.5 版本。应用该软件，要引用作者的原始文献[1]。

（1）Olex2 软件功能

① 可用于有机小分子晶体结构解析。

② 可进行结构解析、修正和绘图。

③ 可进行分子间或分子内相互作用的分析。

（2）Olex2 软件下载

Olex2 软件可从其主页下载（图 7-1），软件主页：https://www.olexsys.org/olex2。

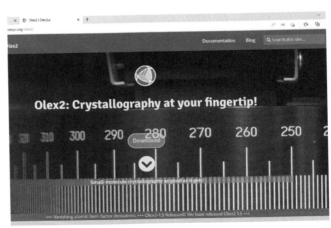

图 7-1 Olex2 软件主页

（3）Olex2 特点

同 Shelxs 软件相比，Olex2 具有如下特点：

① 图形界面清楚；结构回访方便。

② 包含多种工具；兼容多种软件。

7.2　Olex2 软件安装

Olex2 软件的安装步骤如下：

① 从主页下载安装文件后，从 Olex2 文件夹中找到 olex2.exe 文件，双击进行安装。

② 正确安装后，在桌面有一个图标 Olex2 快捷方式。

③ 双击该图标，出现图 7-2 界面。

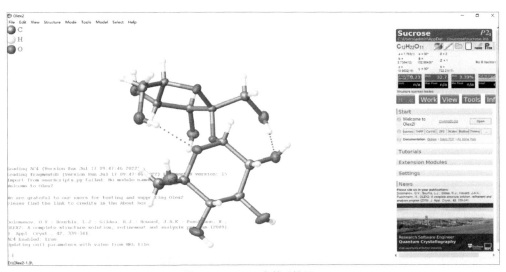

图 7-2　Olex2 安装后的界面

软件的首页包括 4 个部分：①菜单栏；②用户操作界面；③结构显示区；④命令行（图 7-3）。

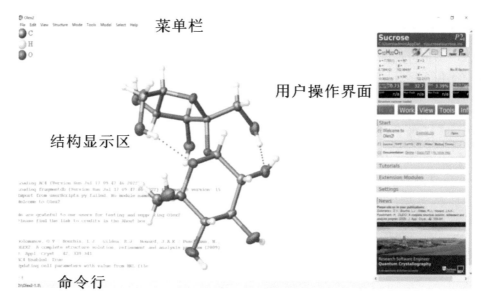

图 7-3　Olex2 软件的首页

7.3　Olex2 软件解析晶体结构的步骤

应用 Olex2 软件解析晶体结构的步骤，如图 7-4 所示。

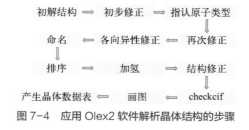

图 7-4　应用 Olex2 软件解析晶体结构的步骤

7.4　Olex2 软件应用实例 1

1）打开 Olex2 软件（程序自动调用上次打开软件的数据）（O7-1❶）。

---

❶　本章 Olex2 软件操作示意图均以"O7-*"形式编号。

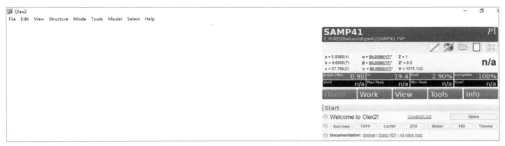

O7-1

2）选择 File，点击 Open（O7-2）。

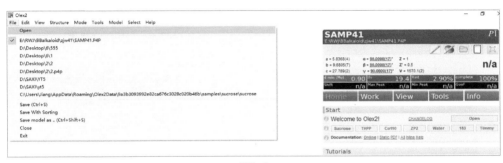

O7-2

3）打开拟解析的结构（可选 2.p4p、2.hkl 或者 2.ins）（O7-3）。

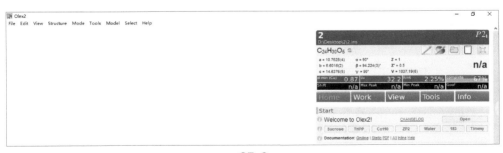

O7-3

4）点击 Work 选项卡，出现 Solve 按钮（O7-4）。

5）点击 Solve 的下拉按钮，在 Program 中选 XS，Reflection 出现 2.hkl，在 Composition 中输入尝试分子式 C24 H30 O5（O7-5）。

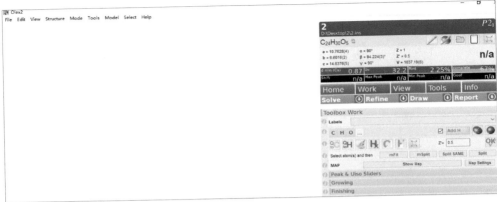

O7-4

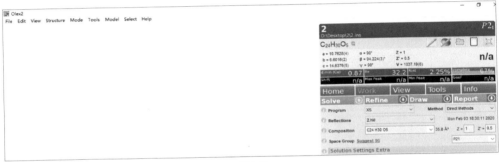

O7-5

6）点击Solve按钮，开始解析，结束后，在结构显示区出现很多Q峰（O7-6）。

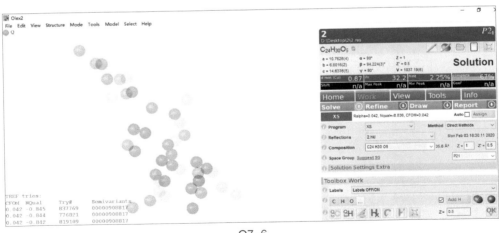

O7-6

7）按 CTRL+Q，可将 Q 峰连接成分子结构（O7-7）。

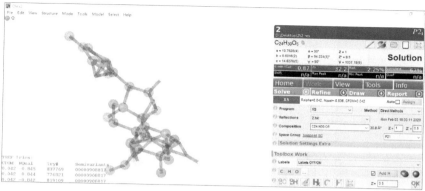

O7-7

8）在结构上按住左键，拖动，可转动分子到合适的角度（O7-8）。

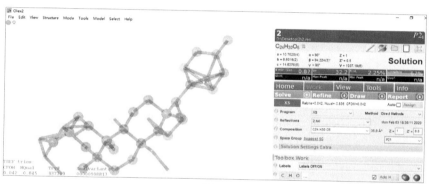

O7-8

9）点击右边 Info，并点击 Electron Density Peaks，出现各 Q 峰的峰重，Q41 与前面的 Q 峰有台阶，故判断共有 41 个峰，且 Q41 为背景峰（O7-9）。

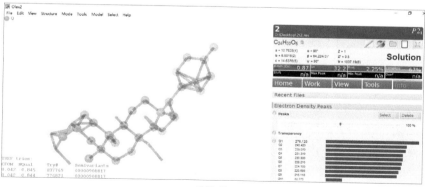

O7-9

10）点击左边的 Edit，选择 Edit Atoms（O7-10）。

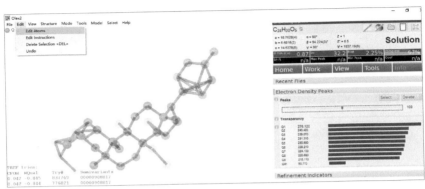

O7-10

11）可看到 Q30 与 Q29 之间有明显台阶，故 Q30 及后面的为背景峰（O7-11）。

Q15	Q	1.29240	-0.03380	1.36000	11.00000	0.05000	196.450
Q16	Q	0.66220	0.45750	1.23040	11.00000	0.05000	186.390
Q17	Q	1.47720	-0.03430	1.45980	11.00000	0.05000	175.390
Q18	Q	1.15290	0.00680	1.34370	11.00000	0.05000	173.600
Q19	Q	0.84690	0.72620	1.14960	11.00000	0.05000	170.910
Q20	Q	1.05990	-0.04040	1.41900	11.00000	0.05000	170.410
Q21	Q	0.74960	0.31630	1.28920	11.00000	0.05000	166.860
Q22	Q	1.48670	-0.11980	1.30990	11.00000	0.05000	166.760
Q23	Q	0.89460	0.85180	1.10770	11.00000	0.05000	160.610
Q24	Q	1.65710	-0.13370	1.40140	11.00000	0.05000	160.410
Q25	Q	1.17400	0.38890	1.36320	11.00000	0.05000	151.350
Q26	Q	0.94810	0.08060	1.39020	11.00000	0.05000	145.440
Q27	Q	1.54490	-0.10370	1.39140	11.00000	0.05000	141.540
Q28	Q	1.34860	-0.00100	1.45540	11.00000	0.05000	134.650
Q29	Q	1.36030	-0.07770	1.29840	11.00000	0.05000	119.780
Q30	Q	0.76420	0.62600	0.97090	11.00000	0.05000	63.080
Q31	Q	0.88810	0.62530	1.42170	11.00000	0.05000	59.240
Q32	Q	0.92110	0.53370	1.32030	11.00000	0.05000	58.480
Q33	Q	0.96060	0.00670	1.27850	11.00000	0.05000	57.820
Q34	Q	1.03380	-0.20010	1.40030	11.00000	0.05000	57.040
Q35	Q	0.71260	0.37720	0.93500	11.00000	0.05000	55.710
Q36	Q	0.47470	0.33940	0.93850	11.00000	0.05000	55.220
Q37	Q	0.88140	0.16880	1.13430	11.00000	0.05000	54.810

O7-11

12）在命令行，输入 kill q30 to q41，回车后显示，背景峰已完全删除（O7-12）。

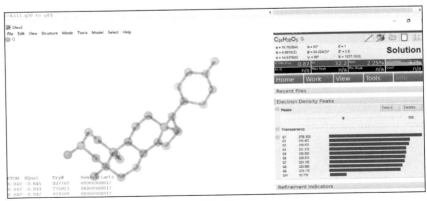

O7-12

13）点击右边的 Work，选择 Toolbox Work 中的 Q to C（ ⬡C ）（O7-13）。

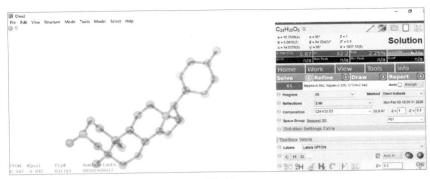

O7-13

14）可看到 Q 峰都变成了 C（O7-14）。

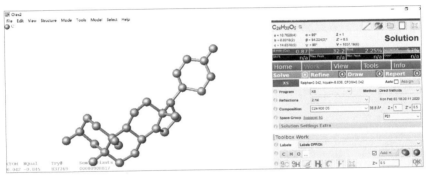

O7-14

15）点击 Refine 的下拉按钮，界面显示修正信息，参数选择如下。
Program：XL；Cycle：4；Peaks：20；hkl file：2.hkl（O7-15）。

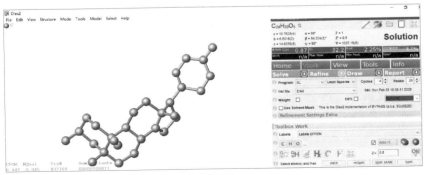

O7-15

16）点击 Refine，左边出现修正信息（O7-16）。

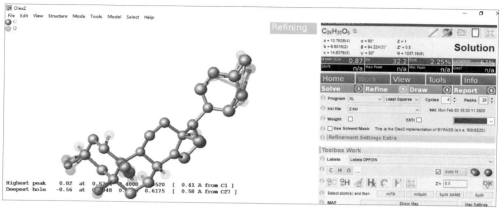

O7-16

17）点击右边的 Info，再点击 Electron Density Peaks，出现 Q 峰的峰重情况，可以看出，已无台阶，说明原子已找齐（O7-17）。

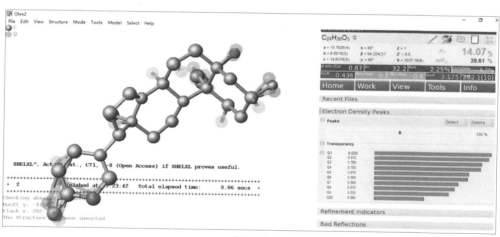

O7-17

18）在左下方输入 kill q1 to q20，回车，屏幕显示 Q 峰已被删除（O7-18）。

19）按住鼠标左键拖动分子结构，将其转到合适位置（O7-19）。

① 输入 BANG C1，可显示 C1 各化学键的键长。依次输入 BANG C2、BANG C3…，可显示各原子化学键的键长。

② 将鼠标放在每一个化学键上，可显示该化学键的键长，碳碳单键，1.54Å；碳碳双键，1.35Å；碳氧单键，1.40Å；碳氧双键，1.20Å。

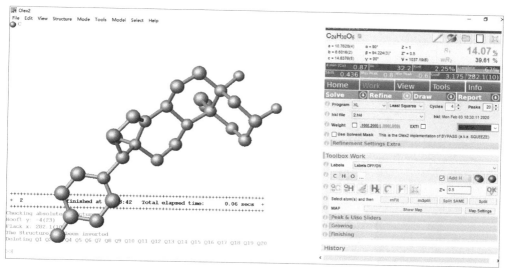

O7-18

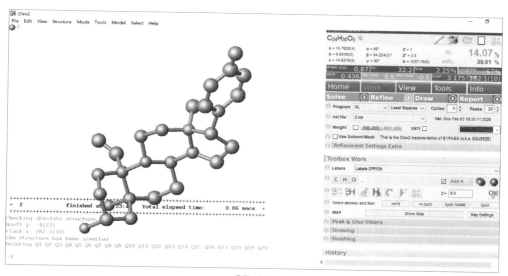

O7-19

③ 双键，羰基均为平面，夹角之和为 360°。

④ 重原子当作碳修正时，温度因子低，表示热运动小，显示的圆球较小。
根据这些参数，可判断原子种类。

20）点击左边的 C1（选中后变为绿色），点击右边的原子类型为 O。
依次可将 C5、C23、C22、C4，改变其类型为 O（O7-20）。

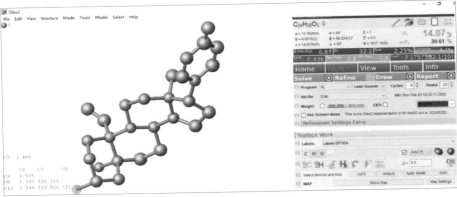

O7-20

21）可看到全部氧原子已指定（O7-21）。

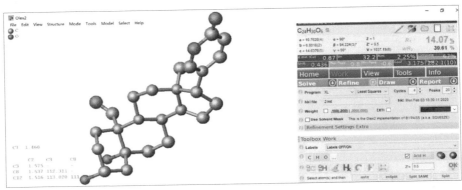

O7-21

22）原子种类判断后，点击 Refine 按钮进行修正，左边显示修正结果（O7-22）。

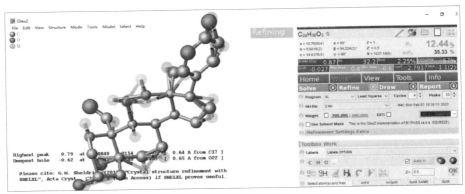

O7-22

23）输入"kill q1 to q20"（原子已齐，无 Q 峰），回车，屏幕显示 Q 峰被删除（O7-23）。

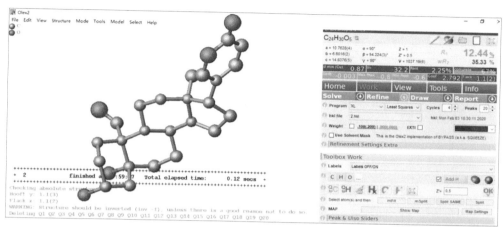

O7-23

24）点击 Work，选择下方的 Naming，在 Type 中输入 C（O7-24）。

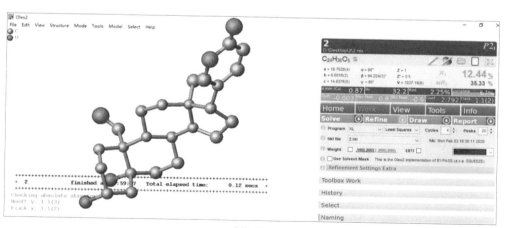

O7-24

25）点击 Name 按钮，在起始处点击，命名 C1……直至全部的 C 原子被命名（O7-25）。

26）已完成全部 C 的命名（O7-26）。

27）在 Type 中输入 O；在 Start 中输入 1，给氧原子命名（O7-27）。

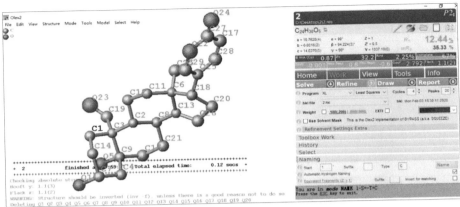

O7-25

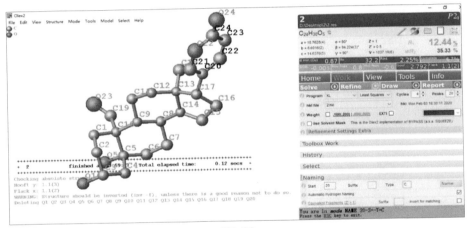

O7-26

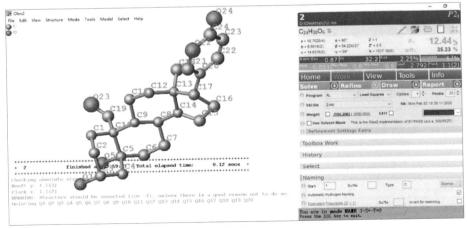

O7-27

28）五个氧原子也全部命名，按 ESC 键退出命名界面（O7-28）。

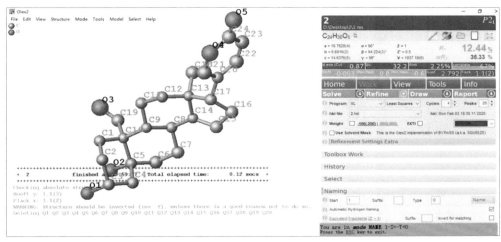

O7-28

29）点击 Naming 下方的 Sorting（O7-29）。

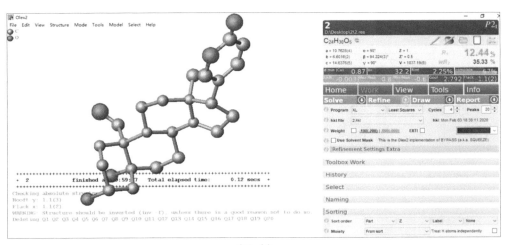

O7-29

30）Sort order 依次选择 Part、Z、Label、None，点击右下方的 Sort（O7-30）。

31）点击左侧的 Edit，选 Edit Atoms，查看原子是否已经排序（O7-31）。

32）可以看到原子排序已完成（O7-32）。

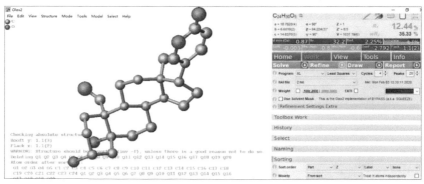

O7-30

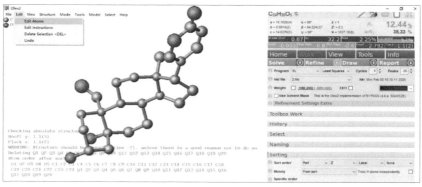

O7-31

```
Edit
REM please do not modify atom names inside the instructions - they will be updated
REM by Olex2 automatically, though you can change any parameters
REM Also do not change the atoms order

FVAR 1.08086
O1    O    -0.59492  -0.38240  -0.92956   11.00000   0.05468
O2    O    -0.60323  -0.61243  -1.08786   11.00000   0.05847
O3    O    -0.89240  -0.85860  -1.10700   11.00000   0.08960
O4    O    -1.48577   0.11914  -1.30964   11.00000   0.08601
O5    O    -1.65780   0.13577  -1.40382   11.00000   0.09111
C1    C    -0.84008  -0.50822  -1.01397   11.00000   0.04154
C2    C    -0.80872  -0.30371  -0.97224   11.00000   0.04383
C3    C    -0.67556  -0.24443  -0.98353   11.00000   0.04424
C4    C    -0.64920  -0.25618  -1.08526   11.00000   0.04611
C5    C    -0.68233  -0.45674  -1.13146   11.00000   0.04109
C6    C    -0.65762  -0.45218  -1.23353   11.00000   0.05394
C7    C    -0.74564  -0.31305  -1.28919   11.00000   0.05069
C8    C    -0.88221  -0.36758  -1.27714   11.00000   0.04077
C9    C    -0.91151  -0.37477  -1.17430   11.00000   0.03569
C10   C    -0.81998  -0.51976  -1.11597   11.00000   0.03660
C11   C    -1.04863  -0.42113  -1.16482   11.00000   0.04463
C12   C    -1.12930  -0.24984  -1.20731   11.00000   0.04106
C13   C    -1.11119  -0.22320  -1.31050   11.00000   0.03499
C14   C    -0.97163  -0.21918  -1.32686   11.00000   0.03687
C15   C    -0.94647  -0.07737  -1.38735   11.00000   0.05294
C16   C    -1.06393   0.03690  -1.42217   11.00000   0.05574
C17   C    -1.15037  -0.00671  -1.34545   11.00000   0.04552
C18   C    -1.17556  -0.38975  -1.36984   11.00000   0.05853
C19   C    -0.84324  -0.73449  -1.14861   11.00000   0.05349
C20   C    -1.28899   0.02864  -1.36516   11.00000   0.04324
C21   C    -1.35898   0.08124  -1.29620   11.00000   0.06377
C22   C    -1.34790   0.00277  -1.45112   11.00000   0.06522
C23   C    -1.47220   0.03669  -1.46604   11.00000   0.06049
C24   C    -1.54586   0.09485  -1.39532   11.00000   0.06414
REM <olex2.extras>
REM <HklSrc "%D:\\Desktop\\2\\2.hkl">
REM </olex2.extras>
```

O7-32

33）点击 Refine 的下拉键，再点击 Toolbox Work，然后点击右侧的热椭球图，进行各向异性修正（O7-33）。

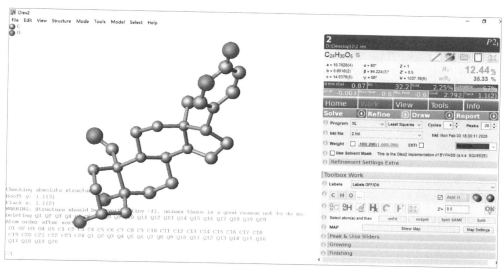

O7-33

34）修正结束后，左侧的每个原子均变成热椭球图（O7-34）。

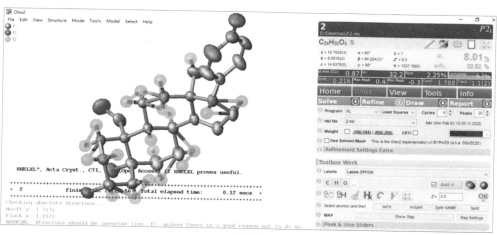

O7-34

35）在 XP 模块的命令行，输入 kill \$q，屏幕显示全部的 Q 峰被删掉（O7-35）。

36）点击右边的 Add H，程序自动修正（O7-36）。

37）kill \$q，屏幕显示删掉全部的 Q 峰（Q 峰是残余电子密度）（O7-37）。

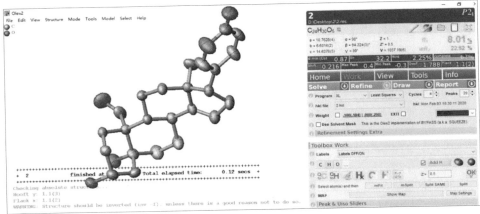

O7-35

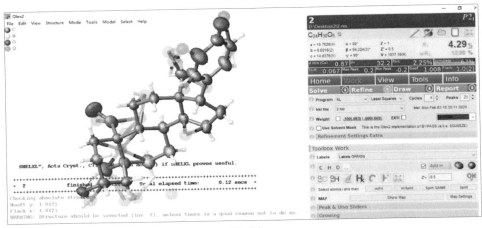

O7-36

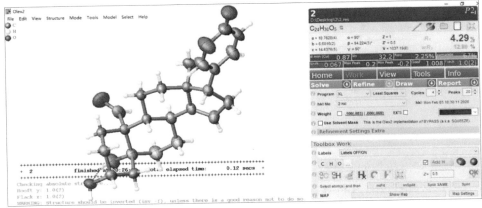

O7-37

38）在右侧 Weight、EXTI 处勾选，选择 ACTA，点击 Refine（O7-38）。

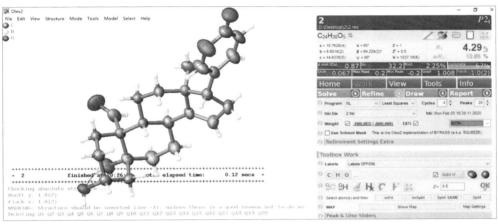

O7-38

39）kill $q，再点击 Refine，直至 Weight 处变绿（O7-39）。

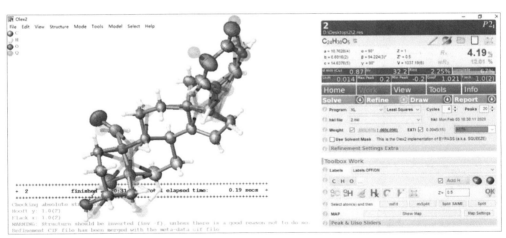

O7-39

40）Weight 处已变绿，说明修正已完成（O7-40）。

41）点击 File，选择 Save 保存（O7-41）。

42）然后点击右侧 Report 的下拉按钮（O7-42）。

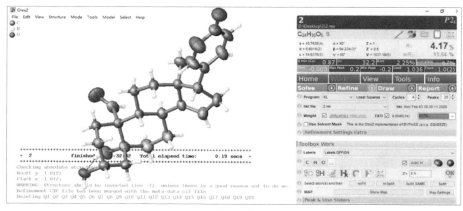

O7-40

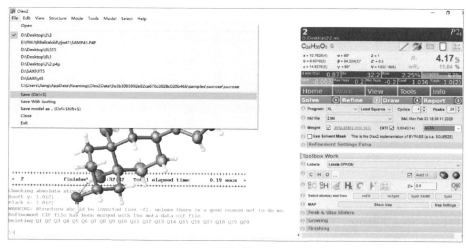

O7-41

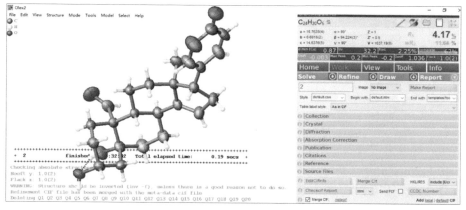

O7-42

43）在 Crystal 选项，输入晶体的 Colour、Size 等信息（O7-43）。

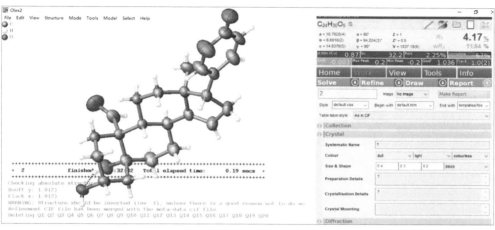

O7-43

44）在 Diffraction 部分，输入衍射仪类型、晶胞及数据收集的温度（O7-44）。

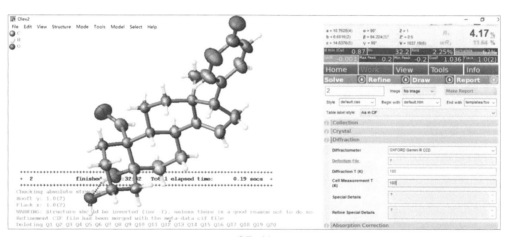

O7-44

45）在 Absorption Correction 部分，Abs Type 处输入 multi-scan（O7-45）。

46）再点击 Refine（O7-46）。

47）kill $q（*每次 Refine 都会产生 Q 峰，原子已找齐，不需要 Q 峰*）删去所有 Q 峰（O7-47）。

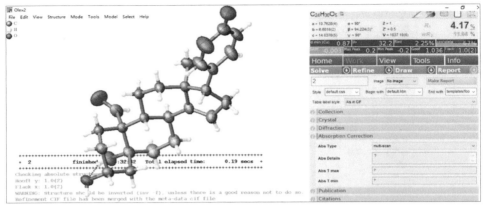

O7-45

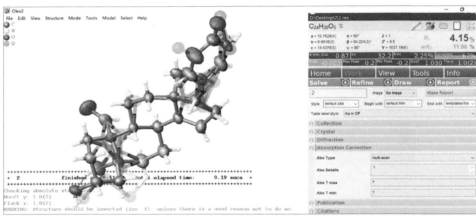

O7-46

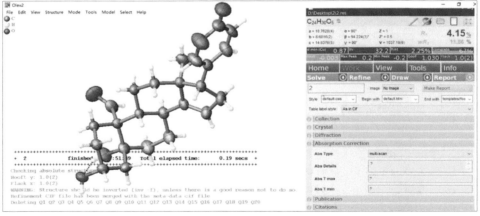

O7-47

48）点击 Merge CIF，用记事本查看绝对构型因子 1.0（2），发现构型反了（O7-48）。

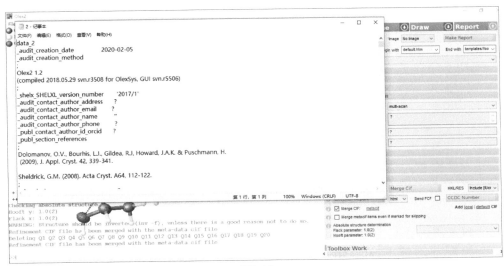

O7-48

49）故在左下方输入"inv-f"反转构型（O7-49）。

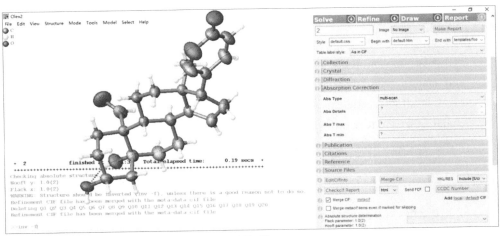

O7-49

50）构型已反转过来，重新 Refine 并 kill \$q（O7-50）。

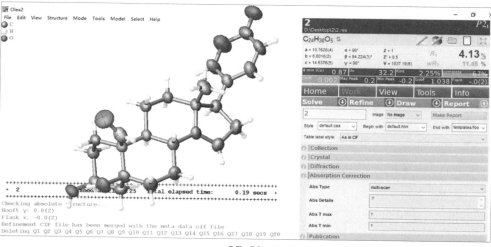

O7-50

51）用记事本（Notepad）打开 CIF 文件（O7-51）。

检查 _refine_ls_abs_structure_Flack　0.0（2），FLACK 参数为 0（正确）。对 O7-51 中的数据进行修改和增补。

_chemical_formula_moiety	将 '2（C24 H30 O5）' 修改为 'C24 H30 O5'
_exptl_transmission_factor_max	1.0
_exptl_transmission_factor_min	0.8
_cell_measurement_reflns_used	3100
_cell_measurement_temperature	100
_cell_measurement_theta_max	62
_cell_measurement_theta_min	3.0
_exptl_absorpt_coefficient_mu	0.7
_chemical_absolute_configuration	rm
_exptl_crystal_density_diffrn	1.26

O7-51

52）在 checkcif.iucr.org 网站上，对晶体数据 cif 文件进行检查，选择文件 2.cif，选择 Validation of CIF only（O7-52）。

53）此时，checkcif 报告中已无 A、B 类错误，可用于发表（O7-53）。

54）点击 Work → Draw，选 Bitmap Images。在 Label 中选择 Non-H；Type 可选 jpg、png；Resolution（DPI）选择 300。最后，点击 GO（O7-54）。

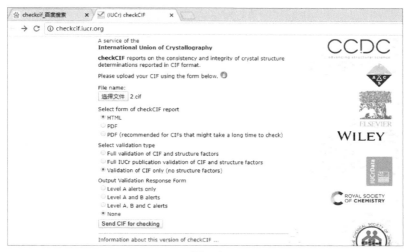

O7-52

F000	428.0	214.0
F000'	429.31	
h, k, lmax	12, 7, 16	12, 7, 16
Nref	3330[1828]	2238
Tmin, Tmax	0.777, 0.869	0.800, 1.000
Tmin'	0.756	

Correction method= # Reported T Limits: Tmin=0.800 Tmax=1.000 AbsCorr = MULTI-SCAN

Data completeness= 1.22/0.67　　　　Theta(max)= 62.561

R(reflections)= 0.0413(2039)　　　　wR2(reflections)= 0.1145(2238)

S = 1.038　　　　Npar= 266

The following ALERTS were generated. Each ALERT has the format
　　test-name_ALERT_alert-type_alert-level.
Click on the hyperlinks for more details of the test.

● Alert level C

ABSMU01_ALERT_1_C The ratio of given/expected absorption coefficient lies
　　　　outside the range 0.99 <> 1.01
　　　　Calculated value of mu =   0.713
　　　　Value of mu given   =   0.700

O7-53

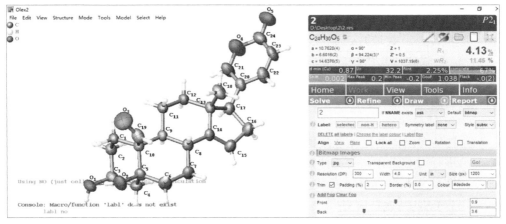

O7-54

55）最后生成的 2.jpg，可用于论文发表（O7-55）。

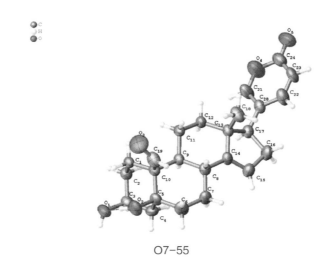

O7-55

上述实例及 Olex2 软件其他应用实例可参考慕课平台江仁望主讲的《药物晶体学》视频课程。

7.5　Olex2 软件应用实例 2

本节以 5-木糖醇（$C_5H_{12}O_5$）单晶 X 射线衍射晶体结构解析为例进行说明。实验一般包括以下 6 个步骤。

（1）晶体生长

参照 2.3 节内容进行晶体生长。

（2）单晶挑选

先准备一个载玻片，放置于实验桌上。接着，从瓶中取一滴惰性油（矿物油），滴于载玻片正中央。然后，使用挑样针，从样品瓶中挑出若干个晶体，放置在油滴中央。接着，将盛有样品的载玻片置于显微镜下；最后，挑选有规则形状和清晰边缘的晶体，将晶体置于尼龙环上（见图 7-5）。

（3）衍射实验

先将粘有晶体的尼龙环放置在仪器的测试位置 [见图 7-5（a）]。然后，对晶体样品进行对心操作。将晶体调整至衍射仪的中心位置（十字叉的位置）；接着，进行预实验，判断晶体的质量 [见图 7-5（b）]。图 7-5（b）的衍射谱中的衍射点呈现尖锐的圆点且衍射强度强，并在探测器边缘，也能清晰地观察到衍射斑点，这说明此晶体样品适合进行数据收集的实验操作。

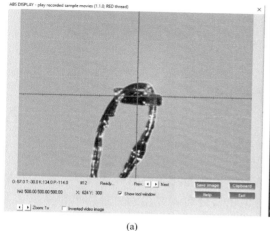
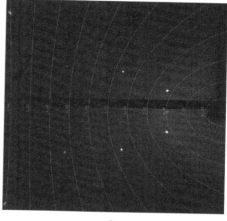

图 7-5　置于尼龙环上的单晶样品（a）和晶体衍射谱图（b）

（4）相角解析

导入数据后，需要做的是相角解析。一般来说，小分子晶体的相角解析软件选择 Shelxt 程序。图 7-6 是通过 Shelxt 软件得到的初始结构模型。接下来的一步是通过结构精修来优化晶体结构模型，这是因为初始结构模型可能存在原子指认不正确、原子的坐标参数不精准和模型不完整等问题。

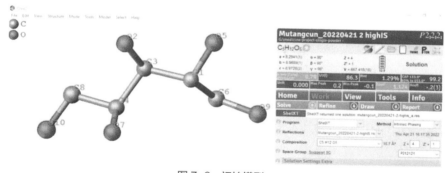

图 7-6　初始模型

（5）结构精修

晶体结构精修一般包括以下步骤：①修正结构模型，比如修正原子种类、优化电子云模型（球形或椭球形）和加入氢原子等；②修正晶体学参数，比如修正权重和消光因子等；③查询 Checkcif Report。小分子晶体的结构精修软件选择装载在 Olex2 中的 Shelxl 程序的 L.S. 模块（图 7-7）。

第一步要做的是原子指认。在图 7-7 的结构模型中，根据木糖醇化学结构式，初始结构给出的原子类型是正确的，所以这里不需要修正原子种类。

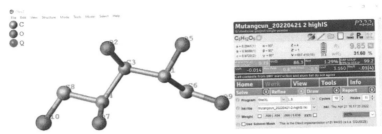

图 7-7　原子指认（$R_1 = 9.85\%$）

　　第二步，需要将各向同性的圆球模型修正为各向异性的椭球模型，原因是椭球模型能更好地符合实际晶体中原子的电子云分布，能得到更好的拟合结果（即晶体结构模型和衍射数据更匹配），使得结构模型参数更加精确。此时，R_1 值由 9.85% 降为 6.13%（见图 7-8）。

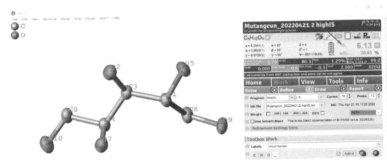

图 7-8　椭球模型（$R_1 = 6.13\%$）

　　第三步，将氢原子加入模型（图 7-9）。R_1 值由 6.13% 降为 3.03%。到这一步，模型就建立完整了。接下来就要确定化学结构的合理性，通过确认原子种类、键长和键角等信息，结果表明解析的分子结构是合理的。

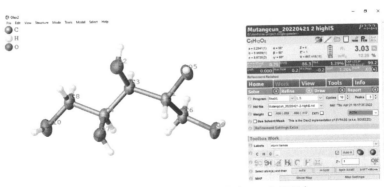

图 7-9　加入氢原子的模型结构（$R_1 = 3.03\%$）

第四步，修正晶体学参数，如权重 Weight（见图 7-10）。修正权重能补偿模型和数据的系统误差，所以，如果权重参数过大，则说明模型或数据是有系统误差的。当权重数值由红色变为绿色，则说明参数已经收敛。同时，Goof 值由原来的 1.204 变为 1.146。理想情况下，Goof 接近于 1.000。此处需要特别说明的是，我们可以看到图 7-10 中，Hooft 值显示为 0.02（4），这说明当前屏幕上显示的木糖醇的手性构型是正确的。

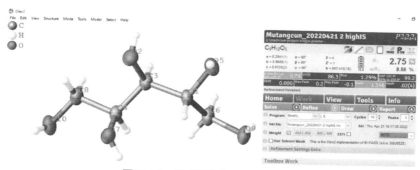

图 7-10　修正权重（$R_1 = 2.75\%$）

（6）结构检查

使用 Checkcif 平台检查生成的晶体结构 cif 文件中可能存在的问题，如晶体学信息是否完整、正确和其他可能遗漏的结构问题等。此结构的 Checkcif 检查结果显示没有 A 类和 B 类问题（见图 7-11）。一般，期刊都要求 Checkcif 的结果没有 A 类和 B 类的问题。如果不能解决，就需要合理地解释 A 类和 B 类问题产生的原因。

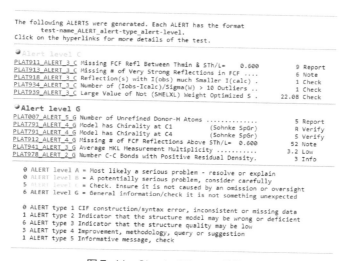

图 7-11　Checkcif Report 的结果

最后，需要将 cif 文件和 Checkcif 产生的 Report 同时上传至 CSD 网站（见图 7-12）。上传完成后，CSD 系统会自动发送一个专属的 CCDC 号码。此号码一般用于文章发表、方便审稿人审阅数据和感兴趣的读者获取数据。

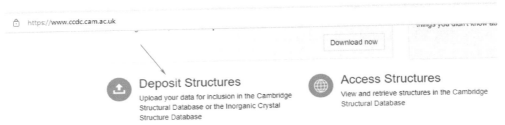

图 7-12　上传结构数据的入口

上述例子的原始数据可以在本书附录 1 中免费获得。初学者可以通过重复解析此结构，理解每一步的含义，来掌握单晶 X 射线衍射的分析方法。

更多实例，可登录慕课平台观看江仁望主讲的《药物晶体学》视频课程。

习 题

根据附录 1 中本章衍射数据，参考视频课程自主完成结构解析实例 1-4。

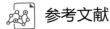

参考文献

[1] Dolomanov O V, Bourhis L J, Gildea R J, et al. OLEX2: A complete structure solution, refinement and analysis program[J]. Journal of Applied Crystallography, 2009, 42: 339-341.

第**8**章
晶体中无序结构的处理

8.1 无序概述

前几章中，围绕理想的"完美"晶体讲解了晶体结构的理论知识，包括空间群、对称性以及晶体解析。理想晶体结构是无限的、三维的、周期性的连续体，在实际晶体中存在缺陷和杂质，分子的一部分或者整个分子的晶体学朝向在晶体中并不完全相同。一个形象的比喻就是将二维晶体比作整齐的 100 人的方阵队列，80 个士兵脸朝向左面，20 个士兵脸朝向右面，在这个温度下，分子热运动确定了这个 80∶20 的比例，却不能确定两者的绝对位置，这 20 个朝向右侧的士兵是随机的位置，且是不连续的、随时间变化的。这就可以理解成一个 80∶20 的二维晶体无序，可以被具体归纳为热振动造成的位置无序，口语化的表述为"摇摆无序"，在测试中使用低温条件，可能改善这种无序[1]。

无序（disorder）是导致晶体结构中分子或原子空间排列的不确定性的一种物理现象[2]。造成真实单晶与理想单晶的偏差，可能是缺陷、杂质、孪晶以及无序等各种情况，其中无序是最为常见的，也是理解其他难题的基础，接近一半的晶体都会出现无序现象。在小分子结构解析中，绝大部分无序是分子的局部无序。得益于晶体研究的深入、测试手段的提高，很多无序是轻微的、不严重的、不会对解析 R 值（R_1、R_w 以及其他考量数据解析质量的参数）以及结构理解产生影响，常常被忽略或者通过限制（constraint or restraint）尽可能地降低影响。

由于无序造成的表观状态常常与错误的空间群、错误的晶胞以及孪晶等相类似，初学者通过一种方法难以准确区分，需要多种方法相互比较，甚至是采取不同思路进行解析。但不可否认这些错误、偏离理想单晶的混乱，才是晶体学中令人着迷的地方。

8.2　无序的种类

无序的种类有很多，细微的差别产生完全不同的结构和性质，在晶体学、物理、化学解释方面更是百家争鸣。在化学小分子晶体领域，比较常见的无序可以概括为两大类，置换无序（substitutional disorder）和位置无序（positional disorder）[3]，这种分类方式主要基于在晶体解析时采用不同的原子坐标的处理方式，在置换无序中无序部分处在相同位置，只是元素置换，在位置无序中，无序部分处在不同的空间位置（假想的理想极限位置）。这里我们还没有涉及解析无序的方法，暂且粗略提及，在本章最后，再进一步地加深这种分类方式的理解。

（1）置换无序

置换无序描述了相同的位置被不同类型的原子占据。在处理方式上，多采用 EXYZ 对位移参数限制，使置换的两个或多个组分处在相同的位置上。狭义上，这个相同位置是两个原子所在的原子坐标，这两个坐标是完全相同，比如在沸石分子筛结构中，铝原子和硅原子在相同位置。更进一步扩展，硅原子和铝原子的位置可能不完全一致，但非常接近，二者不能同时存在，在整个晶体中，可能约 70% 的不对称单元在此位置被硅原子占据，30% 为铝原子。这样继续扩展，相同位置可以指定为相同的区域，例如，在生物结构或者大孔框架结构中，有时水分子（可能是其他溶剂分子）与钠、氯或其他离子共享一个位置，这个位置就是一个区域，这些置换无序可以原子数量不同、质心位置原子坐标不同，究其原因可能是在一个区域内相互距离不能同时以 100% 的原子占有率存在，可能是电子云密度不允许这么多原子存在，可能是数据收集得质量不佳无法确认具体溶剂而采用的一种折中策略（这种折中处理方式在框架材料中多采用 squeeze 或者 solvent mask 的策略，而在生物分子结构中采用半水的方式）。在置换无序的概念扩展中，我们可以得出这样一个准则，虽然置换无序的处理方式是将不同的原子放在相同的位置，具体的是采用了 EXYZ 对原子坐标进行强制相同的限制，可解决晶体结构中的置换无序问题。最常见的置换无序处理用在分子筛中硅原子与铝原子的置换，异质同晶的稀土元素通过混合的方式形成多金属单晶，使用 EXYZ 可以获得相当不错的精修结果，且应该在精修前期就采用。而对于孔道内溶剂间的置换无序，一般多采用忽视、不处理的、简化的处理方式，比如上文中的 Squeeze 和半水的处理方法。在近期的科研中，混合金属形成单晶并且利用 EXYZ 处理置换无序的例子已经很常见，细致验证这种结构物理性质，排除晶体内是否真的有这种置换，尤其是不对称单元中本身就有多个金属的情况更要十分小心[3]。另外，采用置换无序精修出来的金属比例不能作为实际的这颗晶体的真实组分比例，因为采用强限制（constraint）EXYZ 的精修方式，同时多金属元素吸收矫正造成的误差，这些因素足以产生不可估量的误差，但这个偏差在定性方面已经足够，对混合金属的指认仍然可靠（在组分比例较大时）。

（2）位置无序

位置无序描述一个原子在晶体学上处在不同的位置上，可能是动态无序（dynamic disorder）和静态无序（static disorder）。位置无序比置换无序更常见，这里从热力学运动入手对位置无序现象做一定的介绍。当分子的局部具有一定柔性、存在多种构象时，由于分子的热运动，不同构象间快速转化。在室温（高温）条件下测试时，在晶体中表现为连续不断的电子云密度，这是由于分子在不同晶胞内构象不同，每个分子的热运动频率足够快，获得的这个晶体的平均结果表现为动态无序，例如完全不能确定叔丁基上氢原子的位置。当测试温度降低，构象各自接近能量较低的极限构象，电子云可以准确地被定位在两个（或有限个，通常不超过三个）极限位置，这种现象被称为静态无序。虽然，在电子云的表现、热力学本质上，动态无序与静态无序有差别，但采用相同的精修处理方式，也即是选取几个热运动的极限位置作为有限个组分（即下文所说的 PART）用以代表全部可能性，并对占有率进行修改，使同一个原子（分子局部）在不同位置的总和占有率为 100%，并对原子键连形式作相应的限制。有限个组分的处理方式对于简化和理解分子构象有很大的帮助，真实的晶体情况往往超出目前科学理论假设，周期性的超晶胞、不易识别的孪晶等问题可能才是这个确定的、真实的、缺陷的晶体表现为位置无序的本质原因。所以，我们基于精修方式将无序种类分为置换无序和位置无序，这种分类方式是基于结果，而非基于本质，是以精修处理完善后的结构展现的表观形式，忽视了真实结构（这块晶体）、原始数据（衍射图片数据、*hkl* 数据）的情况。

8.3　无序的处理方法 [4, 5]

关于无序的精修已经在文献典籍中被广泛介绍，但精修软件、测试技术进步远远快于普及推广，时至今日，由于数据库技术的提高，可以利用匹配比较的方式将多种结构片段组合，其最优结果往往远比人为拆分的无序组分更准确，只是花费了一点时间，更便利的是目前这些数据库多数是完全开源的，比如 FragmentDB、DSR in ShelXle。所谓万变不离其宗，纵然有千般变化，只要是采用 Shelxl 作为精修程序，无序的精修就需要理解 Shelxl 的语法。

首先，关于无序的 Shelxl 语法可以大致分为两类：一类与原子坐标、原子占有率有关；另一类就是限制指令，包括热振动限制和几何限制。

关于原子坐标类的语法，以具体事例讲解，见图 8-1，在只有两组分的无序结构中，FVAR 后的第二个自由变量 0.6，PART 表明了具体的组分，当无序不在对称元素上时，采用正数表明当前组分，控制键连接，结束无序结构后出现 PART 0 表明进入正常的原子部分。具体每一行原子参数，例如 C1A 行，C1A 原子命名，C 元素；0.255905　0.173582　−0.001344 是原子坐标 *xyz* 方向；随后是 sof（site occupancy factor）参数，21.000 应理解为数字 2 为采用第二个自由变量（此处为 0.6）精修原子占有率 1.000（即此时为 0.6，60% 的 PART 1 组分）；之后的 0.05 为各向同性精修的原子热运动 ADP。于是，这个图示中的无序组分就是 PART 1 为 60% 的占有率，PART 2 为 40% 占有率（−21.0000 理解为采用 1.0000−0.6×1.0000）。重要的是经过精修后，当前的 sof 由于采用 21.00 与 −21.00，将是两个组分的和始终等于 1，但 FVAR 后的变量会不断变化以接近最小偏差，不再是 0.6，多数情况为接近 0.5 的值。没有无序时，采用全局变量（即 FVAR 的第一项）进行精修，这个变量没有实际结构含义，采用 PART 0 为组分的标记，sof 的值为 11.0000，第一位的"1"表明占有率为固定的、不参与精修的，个位开始的"1.0000"为原子占有率，这个原子的占有率始终为 1.0000。在 Olex2 的 FragmentDB 插件中（图 8-2），可以方便地改变 PART、FVAR、占有率（Occupancy），在箭头后可自动给出 sof 值，并将 FVAR 参数自动填写在 ins 文件中，初学者可借此加深不同情况的理解，对推测的 sof 值进行验证。

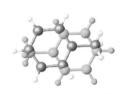

FVAR　0.11272　**0.6**
……
PART 1
C1A C 0.255905 0.173582 -0.001344 **21.0000** 0.05
C2A C 0.125329 0.174477 0.044941 **21.0000** 0.05
……
PART 2
C1B C 0.299373 0.178166 -0.015708 **-21.00000** 0.05
C2B C 0.429867 0.176177 -0.062050 **-21.00000** 0.05
……
PART 0

图 8-1　无序结构的原子坐标实例

当无序处在对称元素上时，采用负数表明其中一个组分，其他由对称性产生的组分将由 Shelxl 给出。举例来说，当一个无序分子处在镜面对称上，在此位置上只有一个分子，也就是当前镜面左侧只需采用 PART -1 标记一个占有率为 0.5000 的分子即可，见图 8-3，所以对于使用负数处理 PART 时，尤其注意对称性对占有率的影响。关于 sof 参数，要将其拆开成两部分，第一位可以是任意整数，其余为当前占有率，常用的方式为 21.00 与 −21.00 的共同使用、10.5000 或者 10.3333 这种固定的占有率的表示方式。

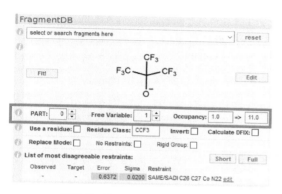

图 8-2　FragmentDB 界面截图

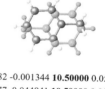

FVAR　0.11272
……
PART -1
C1A C 0.255905 0.173582 -0.001344 **10.50000** 0.05
C2A C 0.125329 0.174477 0.044941 **10.50000** 0.05
……
PART 0

图 8-3　对称性元素（二重对称性）穿过了
无序结构（甲苯分子）

　　接下来，继续简要地回顾各类限制指令，初学者要多结合例子和 Shelxl 官方手册，将语法熟练。多数无序在没有处理完善前，最初表现为原子热振动的异常，需要采取热振动限制进行尝试，判断是否需要无序拆分。SIMU、DELU、RIGU、ISOR 都可以使热振动更加符合刚性结构，处理异常的热振动随处可用；EADP 是强限制，使两个（或多个）原子热振动相同，这需要有一定的化学或晶体依据，以免引入错误（比如不能使完全不相关的原子热振动一样）。另一类限制是几何限制，主要用以控制键长与分子几何形状。EXYZ 强限制，可使原子处在完全一致的位置；AFIX 强限制，强制几何形状；SAME、RESI、SADI 都是通过比较使几何结构相似，SAME 指令主要用于保持无序组分间的几何结构相似性，RESI 越来越多地用于使无序部分有相似的结构，SADI 可使键长相近，是初学者最易上手的指令；DFIX、DANG 可以限制键长，但需要知道目标键长的大概数值；FLAT 可限制多个（三个或以上）原子处于一个平面。在本书成书的近几年中，DFIX、SADI、RIGU、ISOR、SAME、SIMU 是无序处理的高频指令；RESI 与各类数据库的结合，使 RESI 指令成为高度无序、多无序组分的首选项，此进阶操作不作详述。关于几何限制，熟练的晶体学者喜欢由强到弱地进行（先使用强限制，使误差降下来，以判断推测的结构是不是合理），初学者应采用由弱到强的尝试方式，以防止是先入为主的错误推测而造成盲人摸象的错误，比如由于局部强限制错误，而使整体 R 值居高不下，但此时强限制使热振动 ADP、shift 等变化很小，难以排除错误在哪里。我们可以将限制比作皮筋，晶体结构如果早早捆上了强皮筋，容易造成把大象装进冰箱的错觉，而此时可能是错误的结构。

　　有一类限制 SUMP 是对变量总和进行限制，语法为：

$$SUMP \quad c \quad sigma \quad c1 \quad m1 \quad c2 \quad m2 \quad \cdots$$

表示为：

$$c = c1*fv(m1) + c2*fv(m2) + \cdots$$

sigma 为误差。SUMP 1.0 0.01 1 2 1 3 1 4 1 5 表示将 FVAR 的第二、三、四、五变量总和限制为 1.0，可以方便地将多组分的 PART 1、PART 2、PART 3、PART 4 总和定为 1.0，可以实现四组分的无序限制。这个 SUMP 指令也经常用于电荷、占有率总和的限制，多组分无序、混金属置换无序中比较常见。

灵活掌握 Shelxl 语法是精修实例的前提，在理解 ins 文件的基础上，下文将通过几个经典案例讲解思路，只限于无序部分拆分，具体限制则试图去繁为简，读者结合实践，八仙过海各显神通。

以位置无序中的静态无序为例，下面我们将以 Olex2 为操作程序，讲解无序处理顺序。Olex2 是目前较为常用的可视化操作程序，可以搭载 Shelxl、Olex2.refine 等多种精修程序，对于常用的 platon、FragmentDB 等插件工具预留了接口，并且 Olex2 采用 HTML 作为界面操作，采用 Python 作为其他工具的可移植编程语言，可以较方便地扩展。并且 Olex2 自带部分范例，可以方便地查找视频资料以及其他文献。

8.3.1 实例 1

一般的精修步骤（初始结构—各向异性—热振动异常处理—对比不同解法—优化精修）受到数据质量和难易的影响，需要积极调整尝试。下面的例子来自 Olex2-1.5 自带的无序案例 thpp（图 8-4），可以在 Olex2 右侧 Home 界面，点击 thpp 进入。继续在 Work 界面下进入 Refine，点击 Extract and open 进入 res 文件的显示。在左侧文本输入栏，可以输入 reset，清除 ins、res 文件，重新开始解析。

第一步：在 Olex2 右侧，Work-Solve 下，采用 ShelXT 直接获得初始结构，如图 8-5。初步判断各个原子元素指认正确，键连接方式合理，由于初始结构 C、N、O、F 这些元素比较类似，应在下一步各向异性后，对元素再进行二次检查。

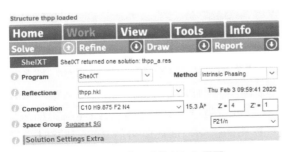

图 8-4 Olex2 的 Work 界面

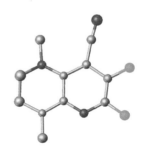

图 8-5 THPP 初始结构

第二步：在 Work-Refine 下 Toolbox Work 中点击各向异性，如图 8-6 标记。点击后，程序自动精修（或手动 Refine，应采用 Shelxl 进行）。如图 8-7 标记位置，当是碳元素时，原子热振动明显小于其他碳原子，推测可能为其他元素，进行元素指认后，精修确认。

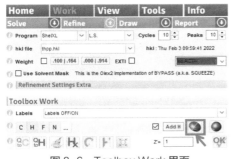

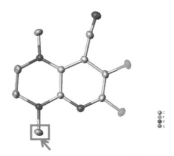

图 8-6 Toolbox Work 界面
（各向异性在图中已经标出）

图 8-7 对热振动异常的原子进行元素类型指认

第三步：对属于氢原子的 Q 峰指认（hadd 加氢后），仍然有部分 Q 峰靠近分子结构（图 8-8），可能这个亚乙基是静态无序，下面开始处理无序。

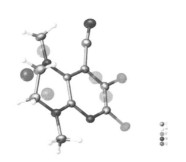

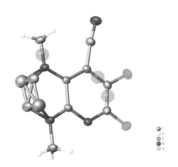

图 8-8 精修后有明显 Q 峰在分子结构周围

图 8-9 直接加入新的碳原子

① 在 Q 峰位置，直接选中改为碳原子（图 8-9），此时，我们看到 4 个碳原子相互连接，出现了不合理的键连，这是由于 4 个碳原子同属于 PART 0，彼此靠近在晶体学上不合理。这里，需要补充介绍 Shelxl 关于 PART 用来处理无序的键连接逻辑，在原子相互靠近到默认成键的范围内，原子自动形成键，但只允许 PART 序号相同的键连接，以及 PART 任意序号与 PART 0 键连。比如，PART -1 内部可以键连，PART 1 与 PART 0 也会键连。但是，这些都可以通过 BIND 强制成键、FREE 强制不成键，这些指令极少使用。

② 为了不至于混乱，Ctrl+Z 撤销，先将之前找好的部分处理为 PART 1。将原子选中，右键—Part—1，将这一组分作为 Part 1，如图 8-10。将这一组分的占有率适当调低，如图 8-11，调整占有率为 0.5，此时原子 sof 参数即为 10.5。

这里没有直接采用 PART 1 21.00 与 PART 2 -21.00 这种精修的方式，是为了使读者更好地对比不同的精修方式，熟练后完全可以跳过这种 10.5 的 sof 参数步骤。应该注意的是，降低占有率是因为不同无序组分的总和为 100%，若此时不调整占有率，只拆分 PART 1 与 PART 2，将使电子云密度的偏差很大，很难快速地看到拆分是否合理（图 8-10）。

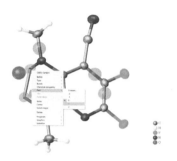

图 8-10　选中原子设为 PART 1

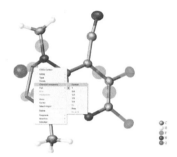

图 8-11　设置 PART 1 的占有率

③ 处理 Part 2，同时调整 Part 2 10.5（图 8-12）。处理好后，成键形式将正常（图 8-13）。

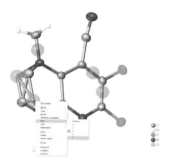

图 8-12　将 Q 峰设为 PART 2

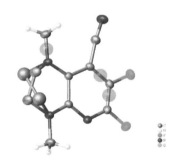

图 8-13　拆分成二重无序后的分子结构

④ 采用 FVAR 对占有率进行精修。精修后，如图 8-14，仍然是偏离理想的无序结构，通过 Toolbox Work 中无序 0|1 查看 PART 0 与 PART 1 组分，同理 0|2 查看 PART 0 与 PART 2 组分。此时，图 8-15 中 PART 1 原子不再是椭球形，ADP 出现非正定，说明热振动参数过小，可能是组分比例远高于 0.5 造成的，也可能是位置不正确造成的。PART 2 问题比较明显，热振动 ADP 过大，组分过大，说明 10.5 的精修方式不适合当前的无序精修。在选择组分 PART 1 后，在左下方输入栏输入 PART 1 21.00 并回车将这部分的参数进行调整，组分 PART 2 同理输入 PART 2 -21.00，输入并回车，系统将自动填充 FVAR。继续精修（图 8-15）。

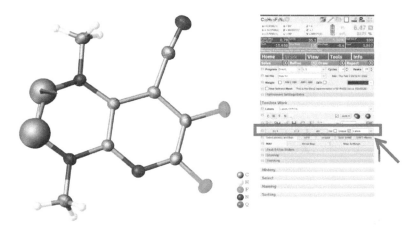

图 8-14　经过步骤③精修后的无序结构不稳定、ADP 不正常、*R* 值不降低

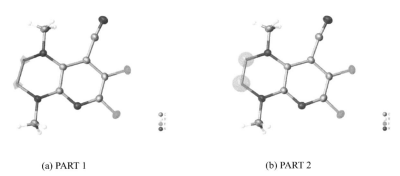

(a) PART 1　　　　　　　　　　　　　　　　(b) PART 2

图 8-15　两个组分无序的处理

　　⑤ 几何限制。通过上步的组分比例调整，可以获得图 8-16 的精修结果，可以看出热振动明显正常，但是出现下方 PART 2 碳原子位置偏离了 Q 峰并且明显偏离合理结构，理想的结果应该如图 8-17，碳原子位置处在 Q 峰的相同位置。几何限制步骤：a. 先将目标位置 Q 峰与这个碳原子选中，使用界面右上角的原

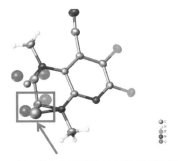

图 8-16　热振动正常但几何结构不正常

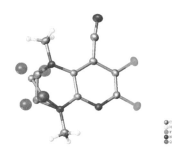

图 8-17　Part 2 组分的几何结构

子编辑，如图 8-18，将 Q 的原子坐标复制给碳原子。此时出现了理想的几何结构。b．对键长进行等长（SADI）限制。选中目标键长 4 个，输入"SADI"并回车，同理对另一组键长做 SADI 限制，如图 8-19。c．选中无序部分即周围的几个原子，对原子热振动进行限制，输入"RIGU"，如图 8-20。

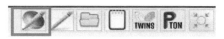

图 8-18　编辑选中原子 ins 文件中的信息

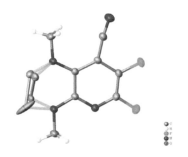

图 8-19　对键长进行等长限制

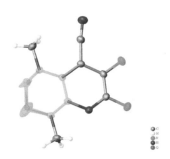

图 8-20　对原子热振动进行限制

⑥ 完成无序处理（图 8-21），R_1=4.15，wR_2=14.2，精修也进入尾声。

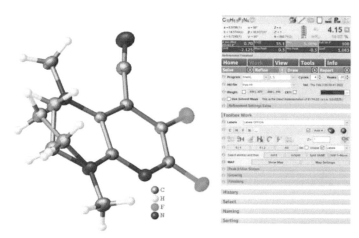

图 8-21　加氢后，完成无序处理

第四步：对比不同的精修方法（图 8-22）。

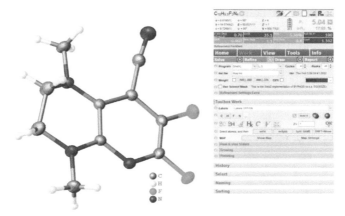

图 8-22　直接精修方式

在 ins 文件中，将无序处理的原子坐标进行分析：

FVAR 0.57973 **0.87703**

PART 1

C00F　C　　0.36807　0.36592　0.82064　**21.00000**　0.03219　0.02256　0.01965 =
　0.00432　0.00136　0.00110

C00G　C　　0.30480　0.29783　0.71204　**21.00000**　0.03219　0.02256　0.01965 =
　0.00432　0.00136　0.00110

PART 2

C1　　C　　0.40087　0.30453　0.71985　**-21.00000**　0.03219　0.02256　0.01965 =
　0.00432　0.00136　0.00110

C2　　C　　0.29309　0.36146　0.82075　**-21.00000**　0.03219　0.02256　0.01965 =
　0.00432　0.00136　0.00110

PART 0

　　首先，在采用 PART 1 21.00 与 PART 2 -21.00 处理后，组分 PART 2 的比例只有不到20%，说明无序是非常轻微的，这就解释了无序处理后的 R_1=4.15% 与不处理无序、当作 PART 0 的 R_1=5.07%，二者差别不大。其次，在最大剩余 Q 峰上，无序处理后，仅为 0.3，而不处理无序为 1.1，这对于小分子来说，还是比较可观的降低。再次，能不能有其他的解法呢，比如，现在的无序处理是亚乙基的无序，能不能只处理一个亚甲基，这是不错的练习，读者可以尝试。整体来看，在这个例子中无序处理是必要的，而且是无序入门的绝好案例。

8.3.2　实例 2

　　接下来以 Olex2-1.3 所自带的 madiha16a 案例，讲解当无序处在对称元素上时，如何使用 PART -1 处理，这个范例可以在 Olex2-1.3 版本中获得。处理步骤如下。

（1）ShelXT 获得初始结构，如图 8-23。

（2）各向异性并将原子元素确认，如图 8-24。

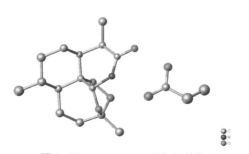

图 8-23　madiha16a 的初始结构

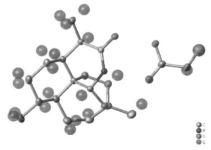

图 8-24　madiha16a 各向异性后的 Q 峰

（3）异常热振动原子排查。在 grow 模式下，生成完整的分子，如图 8-25，可看到一个酒石酸分子，但分子的氧原子热振动更大，说明元素不正确。同时，按照原文献，这里没有酒石酸原料，而是苹果酸。

① 分离、找出完整的苹果酸骨架，如图 8-26。选择相应原子后，在左下输入

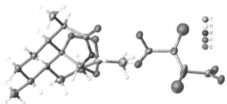

图 8-25　共晶中酒石酸分子异常

PART -1 -c，输入后将自动退出 grow 模式，并生成一个完整的苹果酸分子骨架，如图 8-27。此时不要精修，保持当前的状态。

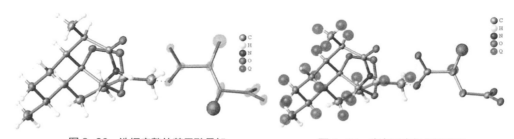

图 8-26　选择完整的苹果酸骨架　　　　　图 8-27　确定无序部分的结构

当读者跟随操作步骤来到这里的时候，应该仔细思考两个问题：第一个问题，经过上面的操作，虽然我们分离了一个分子骨架，但此时退出 grow 模式的状态，应该有几个苹果酸分子在这个位置；第二个问题，分离出的这个骨架，在 grow 模式下，与另一个骨架分子是怎样的关系。如何理解这两个问题就是使用 PART -1 进行精修的全部问题，之所以，在上一步操作后，不进行精修，就是因

为 PART -1 -c 生成的对称出的"假原子",并没有出现在 ins 文件中,若没有合适的几何限制、占有率,精修之后可能得到奇怪的一盘散沙。

经过思考,读者可以直接跳到解析完成的结果,如图 8-30。不对称单元只存在 0.5 个苹果酸,也就是原来初始结构为基准,酒石酸位置只有 0.5 个氧原子,初始结构是 0.5 个酒石酸骨架(碳原子占有率是 1,但有两个碳原子),现在的骨架完整,只能调整占有率(所有原子的占有率为 0.5,但 4 个碳原子均在)。

② 几何限制。由于无序造成分子本身与对称性生成的分子距离很近,如果没有限制的精修,将相互影响,应对所有键长都进行 DFIX 限制。

③ 占有率修改。选中骨架后,用 PART -1 10.5 调整占有率(图 8-28)。

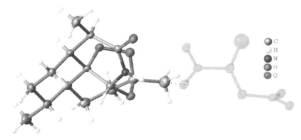

图 8-28 对无序部分进行占有率调整(PART -1 10.5)
(选中右边的分子,分子自动变成特殊颜色,本图用绿色显示)

(4)完成结构精修,对比精修结果,如图 8-29。在这类无序处,在对称元素使用 PART -1 的精修中,找到骨架、确定占有率是两个相辅相成的步骤。在 grow 模式下,如图 8-30(b)所示,羧基(COOH)实际是相互重叠的(本身与对称出来的),是不是可以将这部分使用 PART 0 处理呢,也就是只用 PART -1 处理中间的两个碳原子和一个氧原子,这个思路是不是可行呢,希望读者能自行思考,加深无序的认识。

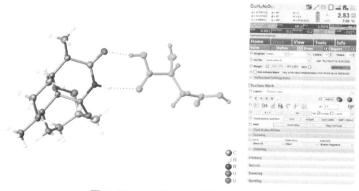

图 8-29 madiha16a 结构精修完成
(选中右边的分子,分子自动变成特殊颜色,本图用橙色显示)

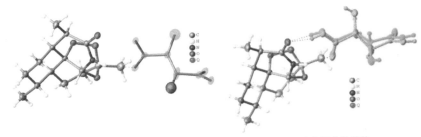

(a) 初始   (b) 实际晶体结构

图8-30 在 grow 模式下比较无序位置结构情况

（选中单个原子或整个分子，原子或分子自动变成特殊颜色。右边的单个原子用绿色显示，
右边的两个分子，选中后，一个用绿色显示，另一个用橙色显示）

8.3.3　实例 3

下面的这个案例，可以采用多种不同的无序理解方式，同时，也应该提醒读者，如果你花了一个小时来学习之前的内容，这个范例将需要五到十个小时。这个案例是 shelxl-97 的案例文件，无序的甲苯处在二重对称位置，有挑战性的在于如何理解各个原子的占有率，这里将对照 ins 文件的原子参数，把精修的两种思路讲解一下，先介绍第一种思路。

8.3.3.1　思路一

（1）shelXT 初始结构。

（2）各向异性，如图 8-31。可以发现，孤立的溶剂分子甲苯热振动明显拉长，需要进一步处理。同时，甲苯处在二重对称性上，当前不对称单元中只有半个甲苯分子，其 ins 文件中，甲苯参数如下：

FVAR 0.31292

C2　C　0.76607 0.32442 0.99489 **11.00000** 0.06355 0.05258 0.03808 =
0.00625 -0.01429 -0.00816

C5　C　0.55911 0.25000 1.06515 **10.50000** 0.06669 0.07131 0.03325 =
0.00000 0.00528 0.00000

C3　C　0.63312 0.32363 1.04179 **11.00000** 0.09888 0.10341 0.06089 =
-0.00538 -0.01686 0.02155

C4　C　0.83423 0.25000 0.97262 **10.50000** 0.04248 0.17093 0.03532 =
0.00000 0.00663 0.00000

C1　C　0.97145 0.25000 0.92178 **10.50000** 0.05489 0.40198 0.01767 =
0.00000 0.00048 0.00000

可以看到，C1、C4、C5 处在对称元素上，原子占有率为 0.50，而 C2、C3 在一般位置，占有率为 1.00，此时有半个甲苯分子存在。在 grow 模式检查时，如图 8-32，可以看到有另一个甲苯分子为无序组分，Q 峰与 C1 位置为苯环，C5 位置为甲基。也即是，新找出的甲苯也处在对称元素上，有三个碳原子在对称元素上，占有率降为一半，两个碳原子为一般位置。从以上分析，我们知道两个部分 PART 1 中 C1 的 sof 应为 20.50，C2 的 sof 为 21.00，相应 PART 2 为负数即可处理该无序。

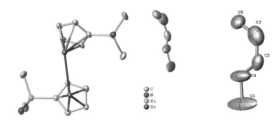

图 8-31　各向异性后晶体结构椭球图（左）及溶剂甲苯部分（右）

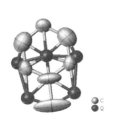

图 8-32　grow 模式下甲苯的无序情况

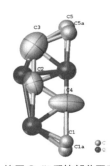

图 8-33　使用 Split 后的部分无序结构

（3）拆分无序

① 确定无序骨架。使用 Olex2 中 Split 功能，从单一组分 PART 0 生成 PART 1 与 PART 2，选择 C1、C5 原子，点击 Toolbox Work-mSplit，按住 shift，将这两个原子在对称轴上拖动一定距离，如图 8-33，形成新的原子 C1a、C5a，原子占有率等参数如下面的 ins 文件，可以看到 sof 自动将原来的 10.50 变为两组 20.50 与-20.50。继续将其他 Q 峰命名为碳原子，再将 PART 1 与 PART 2 分组确定，如图 8-34（a）。为了方便两组无序地对应，我们重新命名，如图 8-34（b）。对处在对称元素上的原子坐标重新调整，原子坐标 y 应为 0.2500，如图 8-34（c）。

```
FVAR 0.31292 0.75
PART 1
C5    C    -0.44089  0.25000  0.06515  20.50000  0.03577
C1    C    -0.02855  0.25000 -0.07822  20.50000  0.02675
PART 2
C1a   C     0.00999  0.25042 -0.07391 -20.50000  0.02675
C5a   C    -0.43024  0.24660  0.04708 -20.50000  0.03577
```

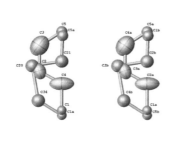

<pre>
FVAR 0.31292 0.75
PART 1
C5a C -0.44089 **0.25000** 0.06515 20.50000 0.03577
C2a C -0.16577 **0.25000** -0.02738 10.50000 0.04717 0.17093 0.03532=
   0.00000 -0.00996 0.00000
C1a C -0.02855 **0.25000** -0.07822 20.50000 0.02675
PART 2
C2b C -0.28580 **0.25000** 0.01150 10.50000 0.05000
C5b C 0.00999 **0.25000** -0.07391 -20.50000 0.02675
C1b C -0.43024 **0.25000** 0.04708 -20.50000 0.03577
</pre>

(a)　　　　　　　(b)　　　　　　　　　　　　　(c)

图 8-34　无序甲苯的骨架确定（a）、命名（b）、ins 文件（c）

② 调整无序占有率。经过上述步骤，无序结构的骨架初步清晰了，进一步检查占有率，对于一般位置仍然采用 PART 1 21 与 PART 2 -21 进行精修，对对称元素上的原子采用 PART 1 20.5 与 PART 2 -20.5。选择原子后，输入相应 PART，ins 文件（为了使之简洁，这里全部各向同性）如下：

<pre>
FVAR 0.31438 0.72839
PART 1
C3A C -0.22199 0.32031 -0.00872 21.00000 0.05097
C5A C -0.44027 0.25000 0.06572 20.50000 0.03651
C4A C -0.37422 0.32590 0.04546 21.00000 0.04562
C2A C -0.16672 0.25000 -0.02490 20.50000 0.04157
C1A C -0.02358 0.25000 -0.08010 20.50000 0.06623
PART 2
C4B C -0.06613 0.32430 -0.06528 -21.00000 0.05411
C2B C -0.29696 0.25000 0.00780 -20.50000 0.05018
C3B C -0.26362 0.33326 0.00445 -21.00000 0.01625
C5B C   0.06523 0.25000 -0.05951 -20.50000 0.32948
C1B C -0.48900 0.25000 0.03473 -20.50000 0.20680
</pre>

经过精修（尽可能少，4～10 轮）可以看到，甲苯无序部分不是很稳定，苯环形变严重，这是由于两个部分靠得太近，相互影响，需要进行几何限制和热振动限制。对于标准的参考的甲苯，共轭 C＝C 键长 1.38～1.40Å（苯环间隔碳距离 2.4Å），甲基与苯环键长 1.51Å（与间隔碳原子距离 2.52Å），这些几何参数可以通过查询键长并几何计算获得，也可以在 CCDC 数据库、FragmentDB 的数据库中查找。由于两个组分是相似的甲苯，通过 SADI 指令进行相似性限制；通过 EADP 指令对个别不正常热振动进行限制；通过 RIGU、SIMU、DELU 指令对热振动进行限制。这三者可通过自选尝试，以获得比较理想的结果。

例如图 8-35 的对应 ins 中限制如下：

RIGU C3A C5A C4A C2A C1A C4B C2B C3B C5B C1B

DFIX1.51 0.01 C2A C1A C2B C1B

DFIX1.38 0.01 C5A C4A C4A C3A C3B C2B C4B C3B C3A C2A C5B C4B

DFIX2.52 0.01 C1A C3A C1B C3B

DFIX2.4 0.01 C4A C2A C3A C5A C3B C5B C4B C2B

FLAT C1A C3A C4A C2A C5A C4B C5B C3B C2B C1B

EADP C3B C3A

EADP C1A C5B C1B C5A

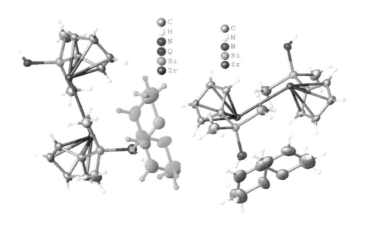

图 8-35　限制后甲苯无序趋于稳定

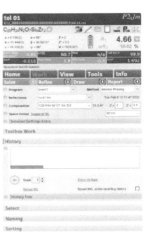

图 8-36　tol-01 数据结构
精修展示

③ 精修获得的稳定结构。继续检查加氢，完善结构，如图 8-36。

以上为采用 PART 1 与 PART 2 进行无序精修，可以看到同在 PART 1 内，不同原子的 sof 仍有不同（例如，C3A 的 sof 为 20.5，而 C4A 的 sof 为 21.0），这是由于无序本身就要通过对称元素，需要将无序中的 4 个原子落在对称性上，sof 采用 20.500 或-20.500。很明显，这个精修过程用了大量指令，对初学者很不友好，从结果来看却是比较清楚，也即不对称单元含有半个甲苯分子（2 个完整碳原子，4 个占有率为 0.5 的碳原子，且这是个位置无序 PART 1 与 PART 2）。读者是否有一种疑惑，对称性造成的无序不应该采用 PART -1 进行精修吗？这里可以采用 PART -1 精修吗？下面的第二种思路，就按照 PART -1 的思路来进行。

8.3.3.2　思路二

第二种思路，第一、二步与第一种思路一致，这里不再赘述。如图 8-32，甲

基部分拉长明显，可能是围绕对称轴，左右摇摆无序，且是动态无序，应该采用
PART -1 进行极限位置寻找。采用 PART -1 -c 将甲苯分子骨架补充完整，对苯
环部分进行 AFIX66 的刚性限制，对甲基键长进行限制 DFIX1.51 与 DFIX2.52，
对占有率调整 PART -1 10.5，结果如图 8-37，可以看出甲苯分子微微错开对称
元素，甲基没有正好落在对称元素所在位置，ins 文件如下：

DFIX1.51 0.01 C7 C6
FLAT C7 C5 C4 C6 C3 C1 C2
DFIX2.52 C5 C7 C7 C1
FVAR 0.31577
PART -1
C7   C   0.97735   0.26998   0.92315   10.50000   0.07090
AFIX66
C6   C   0.83084   0.26108   0.97331   10.50000   0.06410
C1   C   0.75477   0.33620   0.99739   10.50000   0.05754
C2   C   0.61928   0.33085   1.04289   10.50000   0.88437
C3   C   0.55986   0.25038   1.06431   10.50000   0.05675
C4   C   0.63592   0.17525   1.04023   10.50000   0.03631
C5   C   0.77141   0.18060   0.99472   10.50000   0.03969
AFIX0

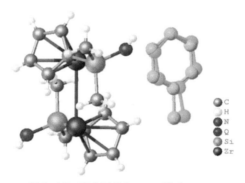

图 8-37   无序甲苯在 grow 模式下展示

精修后，结果见图 8-38（a），可以看到苯环原子热振动过大。在 grow 模式下
有另一套甲苯结构，见图 8-38（b），同理将 Q 峰确认为另一组无序，PART -2 组
分。PART -2 -c，PART -2 10.5 如上步操作，并将类似的限制添加在 PART -2 组
分，结果见图 8-39，ins 文件如下：

DFIX1.51 0.01 C7 C6
FLAT C7 C5 C4 C6 C3 C1 C2

DFIX2.52 C5 C7 C7 C1

DFIX1.51 0.01 C7b C6b

FLAT C7b C5b C4b C6b C3b C1b C2b

DFIX2.52 C5b C7b C7b C1b

FVAR 0.31347

PART -1

C7　C　0.97486　0.27270　0.92092　10.50000　0.05570

AFIX66

C6　C　0.83274　0.26326　0.97234　10.50000　0.04871

C1　C　0.74881　0.33383　1.00085　10.50000　0.03134

C2　C　0.61558　0.32075　1.04674　10.50000　0.04482

C3　C　0.56629　0.23709　1.06413　10.50000　0.03668

C4　C　0.65022　0.16651　1.03562　10.50000　0.10107

C5　C　0.78345　0.17960　0.98972　10.50000　0.03671

AFIX0

PART -2

AFIX66

C6b　C　0.74456　0.25253　0.98894　10.50000　0.05000

C1b　C　0.84060　0.15650　0.97190　10.50000　0.05000

C2b　C　0.92530　0.17340　0.93900　10.50000　0.05000

C3b　C　0.96770　0.25000　0.91800　10.50000　0.05000

C4b　C　0.92530　0.32660　0.93900　10.50000　0.05000

C5b　C　0.84060　0.34350　0.97190　10.50000　0.05000

AFIX0

C7b　C　0.57012　0.24179　1.03469　10.50000　0.05000

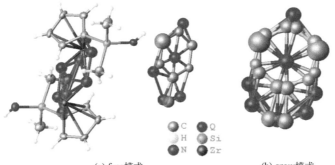

(a) fuse模式　　　　　　　　(b) grow模式

图 8-38　确定 PART -1 后的精修结果

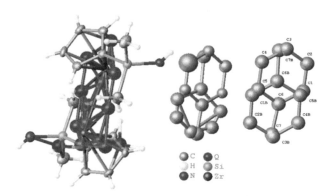

图 8-39 两组分 PART −1 与 PART −2 结构骨架

第二种思路中，需要调整无序占有率。由于在此位置只有 0.5 个甲苯分子，PART -1 与 PART -2 的总和为 0.500，采用 PART -1 20.50 与 PART -2 -20.50 可以很好地实现精修，ins 文件如下：

DFIX1.51 0.01 C7 C6

FLAT C7 C5 C4 C6 C3 C1 C2 C7B C5B C4B C6B C3B C1B C2B

DFIX2.52 C5 C7 C7 C1

DFIX1.51 0.01 C7B C6B

DFIX2.52 C5B C7B C7B C1B

FVAR 0.31693 0.73879

PART -1

C7　C　0.97663　0.26893　0.92177　20.50000　0.05226

AFIX66

C6　C　0.82834　0.26359　0.97196　20.50000　0.03126

C1　C　0.74619　0.33402　1.00206　20.50000　0.02159

C2　C　0.61404　0.32072　1.04869　20.50000　0.02926

C3　C　0.56405　0.23698　1.06523　20.50000　0.02540

C4　C　0.64621　0.16655　1.03513　20.50000　0.05341

C5　C　0.77835　0.17985　0.98850　20.50000　0.02143

AFIX0

PART -2

AFIX66

C6B　C　0.72563　0.23530　1.01135　-20.50000　0.07598

C1B　C　0.80352　0.16918　0.97124　-20.50000　0.29871

C2B　C　0.93753　0.18781　0.92757　-20.50000　0.11650

C3B　C　0.99364　0.27256　0.92402　-20.50000　0.31044

C4B　C　0.91575　0.33868　0.96413 -20.50000　0.30321

C5B　C　0.78175　0.32004　1.00779 -20.50000　0.12251

AFIX0

C7B　C　0.56411　0.21990　1.04829 -20.50000　0.15078

接下来，对原子进行各向异性、RIGU 限制，获得稳定结构（图 8-40）。

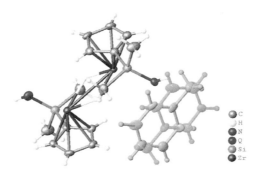

图 8-40　采用 PART -1 与 PART -2 精修结果
（图中右侧绿色和橙色显示的结构均为无序的甲苯）

　　通过进一步的加氢完善，调整细化限制指令，可以获得图 8-41 的精修结果。比较两种解析思路，第一种思路是 PART 1、PART 2 的常规思路，第二种是 PART -1 的对称性无序思路。从实际精修的角度，在这个范例中，两个思路都是可以获得理想结果的。当限制合理时，两个思路将获得差不多的 R 值，并且解释的占有率也是相近的。但两者在解释无序位置上存在明显不同，也即是第一种思路暗含一个强制限定，强制甲基以及苯环的两个碳原子落在对称元素上，这在一定程度偏离了真实的晶体。而思路二所给出的无序实际是四重无序，没有原子需要落在特殊位置，无序解释也更加接近真实状态——有两种大致相反朝向的静态无序，每个朝向的甲苯在相近位置存在动态无序，如图 8-42。

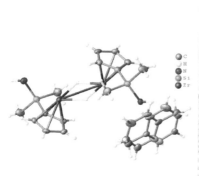
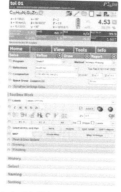
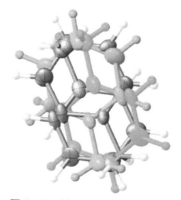

图 8-41　第二种思路精修 tol-01 数据　　　　图 8-42　第二思路所显示的无序

8.4 总结

本章主要介绍了无序的类型和精修方法，无序的类型有很多，其本质成因并不完全清楚，根据精修处理方法可以大致分为置换无序和位置无序。对于有机小分子的单晶，经常遇到的就是位置无序。位置无序可以分为连续的动态无序和离散的静态无序，两类在电子云密度图上表现不同，但是处理方式是类似的，都采用两个（或有限个）特征位置作为组分，采用 PART 处理。对于不受对称元素影响的位置无序，采用自由变量 FVAR，可以通过精修，给出占有率，而对于处在对称元素上的无序，占有率由对称性决定，这需要耐心思考并发挥空间想象的能力。

 习题 ··

1. 观察下面两种无序的解法，可以认为两个结果一致吗？简述原因。

解法一

FVAR　0.11272　**0.6**

······

PART 1

C1A　C　0.255905　0.173582　-0.001344　**21.0000**　0.05
C2A　C　0.125329　0.174477　0.0449413　**21.0000**　0.05

······

PART 2

C1B　C　0.299373　0.178166　-0.015708　**-21.00000**　0.05
C2B　C　0.429867　0.176177　-0.062050　**-21.00000**　0.05

······

PART 0

解法二

FVAR　0.11272

······

PART 1

C1A　C　0.255905　0.173582　-0.001344　**10.6000**　0.05
C2A　C　0.125329　0.174477　0.0449413　**10.6000**　0.05

······

PART 2

C1B　C　0.299373　0.178166　-0.015708　**10.40000**　0.05

C2B　C　0.429867　0.176177　-0.062050　**10.40000**　0.05

······

PART 0

2. 观察下面两种无序的解法，说明如何理解原子的占有率，占有率可变吗？

解法一

SUMP　1.0　0.01　1.0　2　1.0　3　1.0　4

······

FVAR　0.11272　**0.3　0.3　0.4**

······

PART 1

C1A　C　0.255905　0.173582　-0.001344　**21.0000**　0.05

······

PART 2

C1B　C　0.299373　0.178166　-0.015708　**31.0000**　0.05

······

PART 3

C1C　C　0.429867　0.176177　-0.062050　**41.0000**　0.05

PART 0

解法二

FVAR　0.11272

······

PART 1

C1A　C　0.255905　0.173582　-0.001344　**10.3000**　0.05

······

PART 2

C1B　C　0.299373　0.178166　-0.015708　**10.3000**　0.05

······

PART 3

C1C　C　0.429867　0.176177　-0.062050　**10.4000**　0.05

······

PART 0

3. 下列每行原子占有率分别是多少，精修后结果如何？简要解释。

C1A　C　0.255905　0.173582　-0.001344　**21.0000**　0.05

C1A　C　0.255905　0.173582　-0.001344　**11.0000**　0.05

C1A　C　0.255905　0.173582　-0.001344　**10.5000**　0.05

C1A　C　0.255905　0.173582　-0.001344　**1.0000**　0.05

4．在精修过程中，哪些现象、何种结构可能提示存在无序？举例说明。

 ## 参考文献

[1] Dittrich B. On modelling disordered crystal structures through restraints from molecule-in-cluster computations, and distinguishing static and dynamic disorder[J]. IUCrJ, 2021, 8: 305-318.

[2] Al-Ani A J, Szell P M J, Rehman Z, et al. Combining X-ray and NMR crystallography to explore the crystallographic disorder in salbutamol oxalate[J]. Crystal Growth and Design, 2022, 22(8): 4696-4707.

[3] 张江威, 李凤彩, 魏永革, 等. Olex2 软件单晶结构解析及晶体可视化 [M]. 北京: 化学工业出版社, 2020.

[4] Kratzert D, Krossing I. Recent improvements in DSR[J]. Journal of Applied Crystallography, 2018, 51: 928-934.

[5] Kratzert D, Holstein J J, Krossing I. DSR: Enhanced modelling and refinement of disordered structures with SHELXL[J]. Journal of Applied Crystallography, 2015, 48: 933-938.

第9章
使用 Diamond 软件绘制晶体结构图

9.1 Diamond 软件简介

化学专业科研论文的撰写、幻灯片的制作，都需要清晰、美观的分子结构图和晶体结构图。这些图能准确地向读者展示自己的研究成果，也能展现出化学特有之美。所以科研绘图对于广大科研人员和学生，都是一项重要的技能。

Diamond 软件是德国波恩大学 Crystal Impact GbR 公司开发的一个化学专业软件，官方网址是 http://www.crystalimpact.com/diamond。自开发至今，软件经历了 1.0、2.0、3.0 版，现已发展到了 4.6 版本 [1]。本章使用 Diamond 4.0 版本，以 MIL-88B（CCDC 号 285810）为例 [2]，对软件的基本功能进行介绍，然后讲述运用这个软件绘制常用的晶体结构图的方法。

9.2 结构导入

（1）手动创建

可以在 Diamond 软件中通过手动输入所有的原子坐标和晶胞参数，来创建一个结构文件。该方法适合创建一些需要输入少量参数的简单结构。特别需要说明的是，文献中的 X 射线粉晶结构解析的结果常常不提供 cif 文件，而仅提供原子坐标列表和晶胞参数，因此必须手动创建 Diamond 结构文件。

① 打开软件，点击 Create a new document，在弹出来的 New Document 对话框中，选择第二个选项 Create a document and type in structure parameters，点击 OK 按钮。

② 在 New Structure 对话框中，选择 Crystal Structure，设置晶胞参数，包

括空间群、晶胞的边长和夹角（图 9-1）（若为非晶体的结构，选择 Molecular Structure，则无需输入晶胞参数），给结构命名，然后点击下一步按钮。

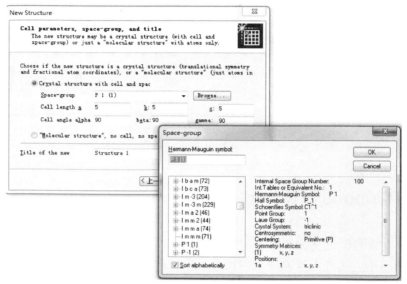

图 9-1　设置晶体结构的空间群和晶胞参数

③ 输入原子的元素符号＋编号、原子的分数坐标（晶体结构）或绝对坐标（分子结构），点击 Add 按钮，就会把写好的原子加入 Atoms in the asymmetric unit 列表。逐个输入所有的原子坐标。如有错误，可以用 Delete 按钮删除列表中的原子，并重新添加（图 9-2）。

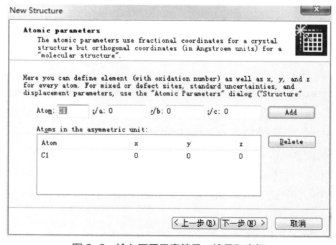

图 9-2　输入原子元素符号、编号和坐标

（2）导入文件

Diamond 可以识别多种格式的晶体和分子结构文件，包括常见的 cif、mol、ins/res、xyz 等。导入结构文件是最常用、最简单、最直接的方式。

① 直接将 MIL-88B 的结构文件拖入 Diamond 的窗口，会弹出 File Import Assistant 窗口，点击下一步。

② 软件自动识别，也可以手动选择文件类型，然后点击下一步（图 9-3）。

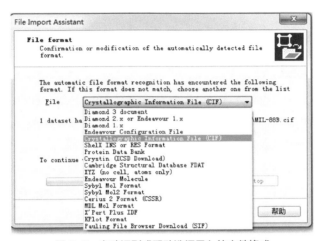

图 9-3　自动识别或手动选择导入的文件格式

③ 可选择是否要为结构文件中每一个结构创造一张图，以及是否要创建空白图片、使用当前自动绘图设定、启动绘图助手等选项。可根据个人习惯进行选择。点击下一步。再点击完成即可。

创建文件或导入文件以后，将结构文件保存为 Diamond 格式的文件。

9.3　界面简介

如图 9-4 所示，Diamond 软件最上面是菜单栏。File、Edit、View 是各类软件常有的菜单。File 里主要是新建、保存、另存等功能；Edit 里包括了选择、撤销、删除等功能；View 里主要有各种工具栏和窗口的功能。

Structure 菜单里可调整和修改晶体的结构信息，包括空间群、晶胞参数、原子坐标、原子种类等。Build 菜单是根据结构信息，在画面中绘制相应的原子、化学键、多面体、晶胞格子等。Picture 菜单则是在 Build 菜单绘制出物体之后，调整物体的大小、颜色，调整画面的观看方向等。Objects 菜单包括了辅助物体，即坐标轴、图例、原子标记、辅助线、辅助平面等内容的设置。Move 菜单包括旋转、缩放、平移画面视角等一系列功能。Tools 菜单里是一些工具，包括测量长度、角度、二面角的工具等。Windows 菜单可以管理当前打开的多张图片。Help 菜单里有软件的官方教程和帮助，非常实用，强烈建议初学者进行学习。本章主要讲述一些常用结构图绘制的实例，并不会简单重复官方教程里的内容。很多菜单功能和接下来要介绍的按钮，都会有提示相应的快捷键组合。使用快捷键可以有效提高绘图工作的效率。因为功能非常多，本书不进行一一介绍，请读者自行参考系统提示，根据自身需要进行学习和使用。

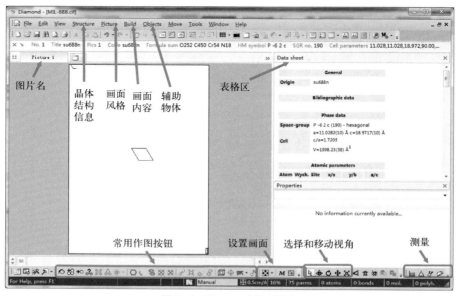

图 9-4　Diamond 界面简介

菜单栏以下是常用的文件编辑功能按钮，与 File、Edit、View 菜单里的功能有重复。

界面的主体是绘图区，绘图区上方有当前图片的图片名。

右侧是表格区，可以切换不同的表格，包括原子列表、化学键列表、已创建原子列表、已创建化学键列表等。

下方的菜单栏是常用的作图按钮、设置画面的按钮、选择模式按钮、移动视角的按钮、测量工具按钮等。

9.4　绘图前的设置

绘图前做一些基础的设置，有助于后续的绘图工作。

（1）背景设置

如图 9-5，在 Picture 菜单→ Layout 选项里，在 Target 选项卡可以设置分辨率（大部分期刊接受的图片分辨率为 300dpi，可以设定更高的分辨率以获得更好的画面效果，如 600dpi），并根据需要设定长宽（单栏 / 双栏文稿图宽一般为6～9cm/15～20cm）。在 Background 选项卡中，可以改变背景的颜色。

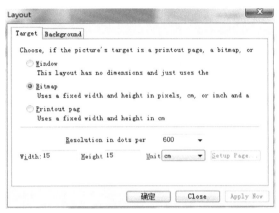

图 9-5　背景设置对话框

（2）设定键长

在 Build 菜单→ Connectivity 选项，或点击下方的 🔧 按钮，打开 Connectivity对话框（图 9-6）。以 Bond 选项卡为例。下方的方框中，灰色的线是数据库中常见的化学键成键键长（用于参考），黑色的线是当前结构中相应原子对之间存在的相互距离。

① 勾选要计算成键的化学键，取消不要的化学键。可以避免因为软件内部的键长设置，在绘图中出现一些不必要的成键。

② 设定合适的键长范围。该功能在拓扑图、配位多面体的绘制中特别有用。

H-bond 选项卡和 Contacts 选项卡中也可进行类似的设置。

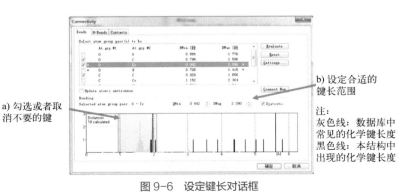

图 9-6　设定键长对话框

（3）取消渲染（可选）

晶体结构绘图中，常常出现大量原子。Diamond 软件在处理大量原子的三维实时渲染效果时，容易卡顿。因此可以在绘图时关闭三维渲染，仅对二维图像进行操作。绘制完毕，要输出终稿时，再打开三维渲染即可。点击下方工具栏的 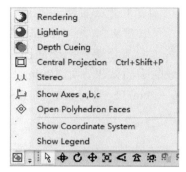 按钮，在弹出的列表中，取消 Rendering 选项的高亮，即关闭了实时三维渲染（图9-7）。

图9-7 关闭渲染

9.5 绘图

9.5.1 绘制基本结构单元

① 点击下方工具栏的 ⊞ 按钮，添加所有的原子和化学键。

② 点击下方工具栏的 ▣▾ 按钮，绘制的结构会自动居中和自适应大小。点击按钮右侧的小箭头，可以在菜单中设定自动居中和自动缩放等功能。

③ 点击 ❖，将相应原子用化学键连接起来。

④ 点击 ▨，使用选择模式，选择并删除多余的原子、化学键。仅保留一个金属簇和一个配体。删除整团原子时，可以用右键点击一个原子，右键菜单→ Select Molecule（s），则可选择整个分子团，再点击键盘上的 delete 键即可删除。对于孤立的原子，点击 ▨▾ 右侧的下箭头，选择 Destroy Non-Bonded Atoms，即可完成删除。

⑤ 设定原子、化学键、晶格的风格。如果不选定特定的目标，则修改的是本文件中所有原子、化学键、晶格的风格。如果点击特定原子，选择相应的原子、化学键，则修改已选择目标的风格。选定目标后，点击 Picture 菜单→ Atom/Bond/Cell edge design 选项，则可修改颜色、大小/粗细、透明度、边缘、模型种类等参数。

⑥ 如某步做错了，可以点击上方的 ↶▾ ↷▾ 按钮进行撤销或重做。

⑦ 点击工具栏 ✛ ↻ ✛ ▣ 按钮，可进行三维旋转、平面旋转、平移、缩放。

⑧ 双击画面中的坐标轴和图例，或者在 Object 菜单中点击 Coordination System/Legand 选项，可以修改其参数。拖动两者，可以调整其位置。

⑨ 点击 ▣ 按钮，打开渲染，查看最终效果（图 9-8）。点击 File 菜单→ Save As → Save Graphics

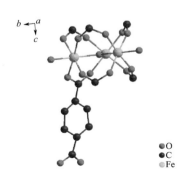

图9-8 MIL-88B 的基本结构单元

As，保存图片。Diamond 生成的图片，存为 PNG 格式。

9.5.2　绘制晶胞

①　点击图片名旁的 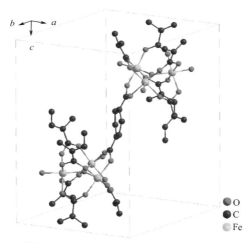按钮，新建图片。点击按钮右侧的小箭头，有多种创建模式。本次选择 New Blank Picture With Current Settings，创建一份保留了当前设定的空白图片，无需重新设定键长、画面风格等内容。点击图片名旁的 ⬚⬚ 按钮，可以对文件当中的多幅图片进行管理。

②　关闭渲染，点击下方的 ◇ 按钮，绘制一个晶胞及内部所有原子。

③　点击 ⬚ 按钮，按照之前的设定将相应原子用化学键连接起来。删除孔道中的溶剂分子。

④　点击下方的 ◉· 和 ⬚⬚⬚ 等按钮，可以将当前创建的结构碎片进行生长和逆生长。如果选定了特定的原子，则可以仅从选定的原子向外生长。

参考 0，设定好坐标轴、视角等后，保存文件和图片（图 9-9）。

图 9-9　MIL-88B 的晶胞（无溶剂分子）

9.5.3　绘制多个晶胞

为了表现晶体中的孔道结构，需要绘制由多个晶胞的原子围成的孔道。新建空白图片，关闭渲染。

①　点击 Build 菜单→ Fill → Fill Supercell，选择 3×3×3cells。

②　永久删除不需要的无序溶剂原子。如后续作图中都不再需要绘制某些原子，则可以将其从原子列表中删除。点击 Structure 菜单→ Atomic Parameters，

打开对话框。点击下方的 Arrange，选择 Group Symmetry-equivalent Positions，则列表中只显示不对称单元的原子。将溶剂原子选定，点击下方的 Delete atom，即可将溶剂永久删除（图 9-10）。以后再绘制图片，也不会有溶剂分子出现。

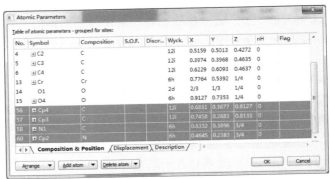

图 9-10　从原子列表中永久删除溶剂分子

③ 沿 *c* 轴或 *b* 轴观看的视角，点击 Picture 菜单 → Viewing Direction，在对话框中进行选择。

④ 在画面中，删除多余原子，仅由完整原子簇和配体围成一维隧道（图 9-11）。

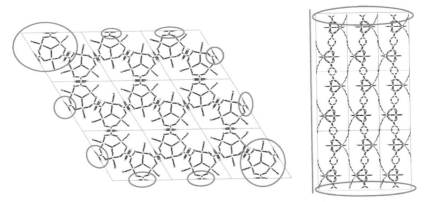

图 9-11　删除多余的原子，以显示出 4 个隧道

⑤ 删除多余原子时，可能会删除本应保留的原子。可以在删除后选择附近的原子，点击 ◉，手动补回。对于缺失原子的金属簇，有一个小技巧可以快速修复。将右侧的列表选择为 Table of Atom Groups → 右键 O 或 Cr → 在右键菜单中选择 Select Atoms By Group，点击 ◉ 生长出原子。反复选择 O 或 Cr，进行生长，即可修复所有的金属簇。

⑥ 旋转画面，观察是否画好。除了通过选择 ✛ ↻ ✛ ⊠ 这些模式，然后拖动鼠标进行画面的旋转、平移，还可以通过键盘进行更精准的操作。↑ ↓ ← →

键可以分别进行垂直或水平方向的旋转。数字键区的指示灯激活时，2/4/6/8 四个键可进行画面的垂直或水平方向的平移；指示灯熄灭时，2/4/6/8 的功能与 ↑↓←→ 等同，1/7 是缩放，3/9 是顺 / 逆时针旋转。进行旋转操作时，最下方的状态栏会提示具体的角度 `Current angles of rotation are (deg): x: -0.000, y: -0.000, z: -30.000 (hkl = -0, 0, 1)`。

⑦ 设置模型风格。点击 Picture 菜单 - > Model and Radii- > Space-filling，对话框中标准的模型设置是球棍模型（Ball-and-stick）。若更改为椭球（Ellipsoid）模型，则原子的各向异性可被表现出来。本例中的 MIL-88B 的 cif 结构中不包含各向异性，读者可在绘制其他晶体结构图时使用。若改为棍（Wires/Sticks）模型，则原子的半径均为 0，仅显示出化学键。若改为空间占据（Space-filling）模型，则可表现出原子电子云占据的空间以及留出的孔道，常用于表现多孔材料的孔道结构。

可以拖动坐标`↖↘`和图例来调整其位置。双击他们，可以弹出相应的对话框，对线条的粗细、颜色、字体等进行设置。在对话框的左上角，可以取消 Display coordinate system/Display legend 前面的勾选，从而不在画面中显示坐标或图例。当想要再打开两者的对话框时，可以在 Objects 菜单里找到它们。

⑧ 点击 打开渲染 Rendering，保存文件和图片（图 9-12）。

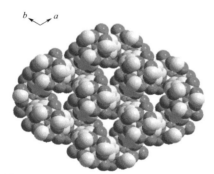

图 9-12　沿 c 轴方向观察，以空间占据模型表现的 MIL-88B 的一维孔道

9.5.4　绘制复杂图形

① 在 Diamond 中复制图 9-12，到一个新的图片文件。点击图片名旁的 按钮边的小三角形，选择 Copy All to New Picture，创建 Picture 4。

② 点击 Picture 菜单 → Model and Radii，选择 Ball-and-stick，切换回球棍模型。

③ 点击 关闭渲染 Rendering。旋转画面到适当角度，选择最上面的周边簇的 3 个 O 原子 [图 9-13（a）]。点击 Structure 菜单 → Insert Atom，或者点击 按钮，打开 Insert Atom 对话框，即可自动以选定的原子之间的几何中点，插

入原子 [图 9-13（b）]。给原子改名为适当元素，建议改为晶体中不包含的元素，例如 Au、Ag 等。注意，此处原子名字，仅是"名字"，插入的原子默认为虚原子，值应为 0。

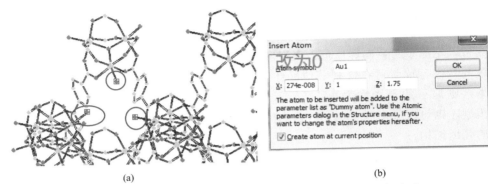

(a)　　　　　　　　　　　　　　　　(b)

图 9-13　选择一个孔道一端的 3 个 O 原子（a）和插入原子的对话框（b）

④ 在屏幕右边的表格区，查看 Table of Atom Groups，多了一行带"？"的原子，即无元素属性的虚原子。表明插入成功（插入的虚原子为白色，渲染关闭时不显示）。

⑤ 为了对多种插入原子的管理，可以赋予插入原子不同的元素属性。点击 Structure 菜单→ Atomic Parameters，将元素属性为问号的 Au1 修改为 Au。

⑥ 点击 Picture 菜单→ Atom Design，修改 Au 原子的颜色和大小，则可以使其被显示。点击 & 按钮，修改 Connectivity，取消 Au 与除 O 之外的其他原子的成键。修改 Au-O 成键的范围，使其包含结构中最短的 Au-O 键（图 9-14）。

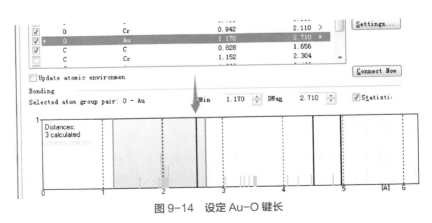

图 9-14　设定 Au-O 键长

⑦ 在表格区中，右键点击 O 原子一行，在菜单中选择 Select Atoms by Group。然后点击 ◉ 按钮，长出与 O 相连的 Au。从 c 轴和 b 轴方向观察，删除不包含在

一维孔道中的 Au。每个孔道中的 Au 仅保留两端各一个［图 9-15（a）］。

⑧ 选择一个孔道两端的两个 Au 原子，点击 插入 Au-Au 键。重复该过程，构筑 4 个贯通孔道的 Au-Au 键。

⑨ 在表格区，从 Table of Bond Groups 里选择所有的 Au-O 键，在画面的 Au-O 上右击，在菜单中选择 Delete 删除。

⑩ 将视角切换到 c 轴方向，选定所有的 Au 原子，点击 Picture 菜单→ Atom Design，Current Selections 改为 Space-filling mode，更改半径至与 O 原子相切。可以反复用 Apply 修改。最后改 Style 为 Invisible，使 Au 从画面中消失。

⑪ 打开渲染。双击 1 个 Au-Au 键，打开 Bond Design，将其改为跟原子一样粗。改透明度 Transparency。Bond style 改为 thick 或者 thick-two color，调节管道末端的封口［图 9-15（b）］。右键封口的 Au-Au 键，选择 Copy style。然后分别右键点击其他 3 个 Au-Au 键，选择 Paste style，使所有的 Au-Au 键都成为封口的管道。

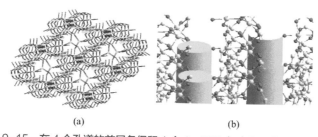

(a)　　　　　　　　　　　(b)

图 9-15　在 4 个孔道的首尾各保留 1 个 Au 原子（a）和一维管道（b）

⑫ 绘制金属配位多面体。点击 Build 菜单→ Add coordination polyhedral 对话框，上面 4 个选项，默认 Generic 即可（读者可自行尝试其他选项），左边一列是设定中心原子（Central atom），右边一列是设定作为多面体顶点的配位原子（Ligand atom）。仅选定 Cr 为中心原子，O 为配位原子。点击右下方的 Polyhedron Design，打开对话框（也可以在绘制多面体以后，再从 Picture 菜单中打开）。将颜色设定为 Central atom（中心原子），则多面体会采用中心原子的颜色，也可以单独设定不同的颜色。在 Other 选项卡中将 Ligand atoms reducing 设定为 1，即配位原子乘以 1 这个系数，也即不缩小配位原子。还可以设定透明度、棱边粗细 / 颜色等。设定好以后点击确定，就实现了将所有的 Cr 原子绘制为 Cr-O 配位八面体。在 Atom Design 里将 Cr 设定为水蓝色，则多面体自动变为水蓝色（图 9-16）。打开渲染，保存文件和图片。

其他操作提示：View 菜单→ Toolbars → Transform，可以添加有"Insert Atom"按钮的工具栏。将虚原子设定为不同的元素，则可以批量操纵不同种类的虚原子。可以通过调节 Connectivity，批量连接隧道里的 Au 原子。也可以单独选择某些原子来构造多面体。甚至可以选择 Ligand atom，在 Build 时选择临时加虚原子或者多面体内部空间内某个不在正中间的原子为 Center。

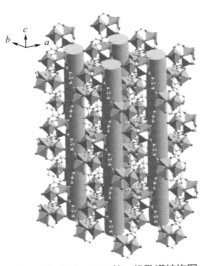

图 9-16　MIL-88B 的一维孔道结构图

9.5.5　绘制简单拓扑图形

拓扑图主要有两种，一种是简单地以一个球代表一个节点，另一种是以多面体代表一个节点。绘制时主要的工作是设定好节点的原子类型以及节点之间的连接长度。

① 拓扑图的绘制往往需要大幅度地改动元素和化学键的设定，通常可以将结构图的 Diamond 文件另存为一个新文件来进行绘制。

② 将上一节中的图 9-16 文件另存为一个新文件以后，取消渲染。点击 ▧ ˙ 旁的小三角形，选择 Destroy All Polyhedral，再删除 Au-Au 键，再点击 ▧ ˙ 旁的小三角形 Destroy Non-Bonded Atom。清除多面体和一维管道。

③ 点击 ▥ 按钮，测量 Cr_3O 簇的中心氧 O1 间的距离（图 9-17）。

④ 在 Structure 菜单→ atomic parameter 里，把 O1 改为 Ag1，其 Composition 从 O 改为 Ag。点击 ▨，修改 Connectivity，取消 Ag 与其他元素相连，并设定 $11.05 <$ Ag-Ag < 14.5，使得图 9-17 中的红色距离不相连，蓝色距离相连。点击 Connect Now，即可看到 Ag-Ag 相连出现的拓扑图。

⑤ 从表格区的 Table of Atom Groups 里删除所有的 C、O、Cr。从 Picture 菜单里的 Atom Design 可以改变 Ag 的半径和颜色，得到一个节点的拓扑图。

⑥ 打开渲染，点击 Picture 菜单→ Picture Settings → Representation 卡片，

将 Intensity RGB 后方的 0.1 改为-10（读者可尝试其他负数值），确定。可以获得远处虚化的效果（图9-18）。

⑦ 保存图片。

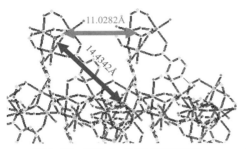

图 9-17　测量 Cr_3O 簇之间的距离

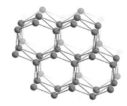

图 9-18　以球代表节点的 MIL-88B 的拓扑图

9.5.6　绘制复杂拓扑图形

① 将当前结构复制到一个新的图片，关闭渲染。

② 点击图片左上方的 ⊞ 按钮，或下方的图片名 ⊞ Picture 1 回到 Picture 1，测量配体两端羧基碳 C1 的距离、Ag1 到 C1 的距离。

③ 回到 Picture 5，在 Structure 菜单→ Atomic Parameters 里，将 C1 改为 B1。点击 🖋 修改 Connectivity，取消 Ag-Ag 的勾选，勾选 Ag-B、B-B，参考上一步的测量值，使 Ag 与 B 相连，配体两端羧基与 B1 相连。

④ 选择所有的 Ag-Ag 键，删除。选择所有的 Ag，点击 ◉，长出 B1。点击 ⌗，使 B 之间相连。

⑤ 在 Build 菜单→ Polyhedra → Add Coordination Polyhedra，以 Ag 为中心，B 为配体，构建配位多面体。

⑥ 设定 Ag、B、B-B 的颜色、大小、粗细等参数，得到多面体（图9-19）。

⑦ 打开渲染，保存图片。

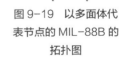

图 9-19　以多面体代表节点的 MIL-88B 的拓扑图

9.5.7　分子三维结构图的绘制

关键的操作包括：单元结构的设置、椭球模型的设置、原子类型与键长的设置、原子标签的绘制。具体步骤：

① 右键点击空白处，选择"Get Molecule(s)"，获取一个单独的分子结构（图9-20）。

② Data sheet 中选择 "Table of Atom Groups"（图9-21）。

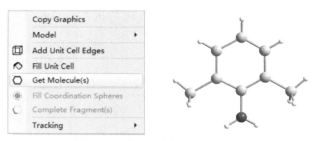

图 9-20　获取一个单独的分子结构

③ 右键点击氢原子，选择 "Select Atoms By Group"（图 9-22）。

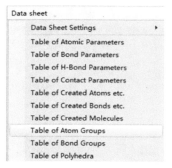

图 9-21　选择原子组

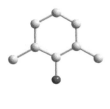

图 9-22　删除氢原子

④ 选中图中任意一个氢原子，按 "Delete" 删除。

⑤ Ctrl + A 全选整个分子，选择 Picture 中的 "Model and Radii"。

⑥ 在 Model 中将分子模型改为椭球 "Ellipsoid"，椭球度设置为 30%（图 9-23）。

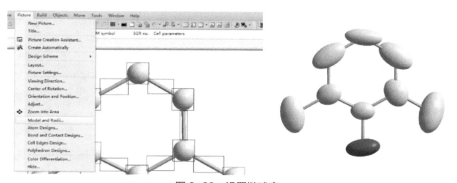

图 9-23　设置椭球度

⑦ 选择底部 Picture Settings，取消渲染 "Rendering"（图 9-24）。

⑧ Ctrl + A 全选整个分子结构，双击任意一个原子，选择 "Octant" 风格。

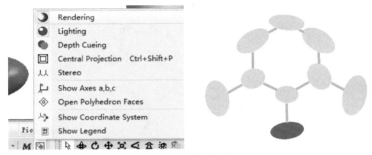

图 9-24　取消渲染

⑨ 边界颜色为黑色，粗细为 0.2，内部线条颜色为黑色，粗细为 0.4。

⑩ 点击 "More Settings"，将内部行数设为 3，颜色设为黑色（图 9-25）。

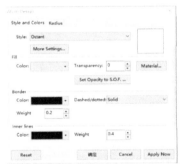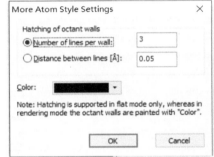

图 9-25　颜色设置

⑪ 同理，选中氮原子，除颜色设为蓝色外，其余参数同上（图 9-26）。

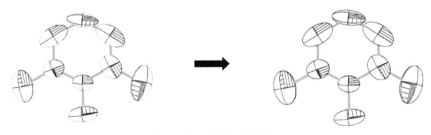

图 9-26　设置氮原子颜色

⑫ 选择底部 ◉ 进行手动填充氢原子（取消了渲染，氢原子消失）（图 9-27）。

⑬ 选择右侧参数栏中的 atom groups，右键全选氢原子。

⑭ 任意双击一个氢原子后，将出现原子设计的界面。

⑮ 将氢原子的边界的颜色设置为 Turquoise，粗细为 0.2（图 9-28）。

⑯ Ctrl+A 全选整个分子结构，双击任意一个单键后，将出现键长设计的界面。
⑰ 半径设为 0.05，填充颜色设为黑色（图 9-29）。

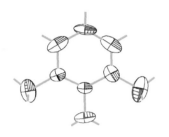

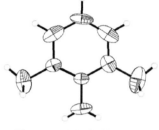

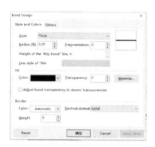

图 9-27　补全氢原子　　　　图 9-28　设置化学键的颜色　　　图 9-29　设置化学键的半径

⑱ 选中所有的碳原子与氮原子，右键选择 Add 中的"Atom Labels"。
⑲ 选择"Atom symbol"，颜色设为黑色，字体大小为 0.2（图 9-30）。

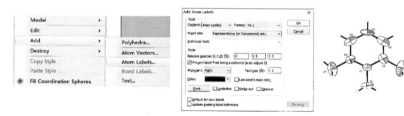

图 9-30　设置标签的颜色和字体大小

⑳ 点击左上角 File，选择 Save As，将图片保存为 tif 格式（图 9-31）。

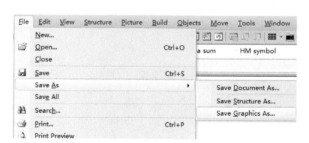

图 9-31　图片的保存

9.5.8　空腔体积的绘制

关键操作包括：哑原子的插入；空腔体积的绘制。具体步骤如下：
① 背景设置：Picture 菜单 → Layout 选项；选择 Bitmap；设置分辨率为

600bpi；右键点击空白处，选择"Get Molecule（s）"，获取一个单独的分子结构（图 9-32）。

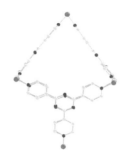

图 9-32　获取分子结构

② 右侧 Data sheet 中选择"Table of Atom Groups"（图 9-33），右键点击碳原子与氮原子，选择"Select Atoms By Group"。

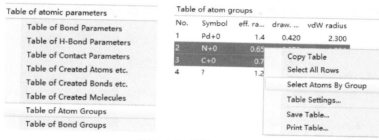

图 9-33　选择原子组

③ 选择菜单栏 Picture 中的"Model and Radii"，修改为键线式（Wires/Sticks）模型（图 9-34）。

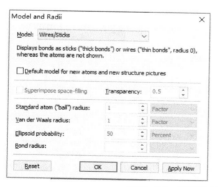
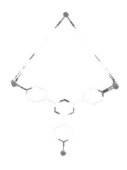

图 9-34　修改为键线式模型

④ Ctrl+A 全选分子结构，双击任意一个键长，键长风格设置为"Thick，two-colored"，半径为 0.1（图 9-35）。

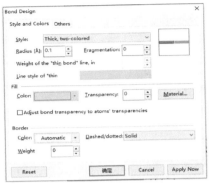
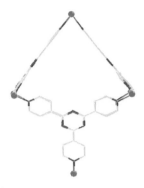

图 9-35　设置化学键

⑤ 选择菜单栏上的 ，插入哑原子，输入坐标 11.2112、14.4934、4.84604，建立 Dummy 哑原子（图 9-36）。

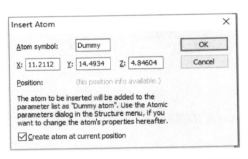
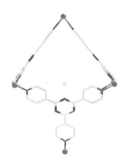

图 9-36　设置哑原子

⑥ 输入坐标 16.2803、16.6624、7.15527，建立 Dummy1 哑原子（图 9-37）。分别双击哑原子，设置对应的哑原子颜色，Dummy 为 yellow，Dummy1 为 black。

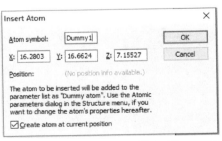
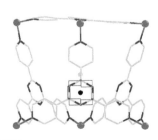

图 9-37　设置另一哑原子

⑦ 选择右下角的距离测量工具 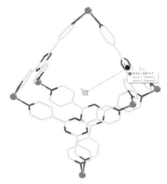，测量两个哑原子之间的距离（图 9-38）。

图 9-38　测量两个哑原子之间的距离

⑧ 双击 Dummy 哑原子，设置半径为 5.8（略微比实际距离小）（图 9-39）。

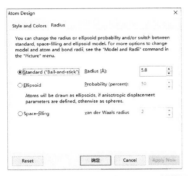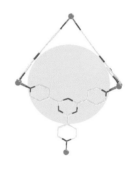

图 9-39　设置哑原子的半径

⑨ 选择 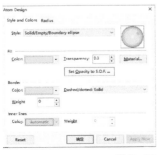，点击"Rendering"进行渲染，双击黄色哑原子，设置透明度为0.3。旋转至适合角度（图 9-40）。

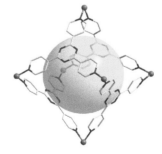

图 9-40　哑原子的设置

⑩ 点击左上角 File，选择 Save As，将图片保存为 tif 格式（图9-41）。

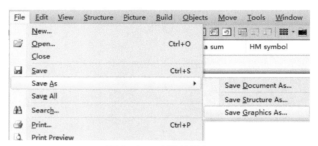

图 9-41　空腔的保存

9.5.9　分子相互作用的绘制

关键操作包括：单元结构的设置；哑原子的绘制；分子相互作用的连接。
具体步骤如下。

① 背景设置：Picture 菜单→ Layout 选项。

② 选择 Bitmap，设置分辨率为 600bpi。

③ 菜单栏 Build 选择 Fill 的"Super Cell..."，以 X 轴为例的 Double Cell（图9-42）。

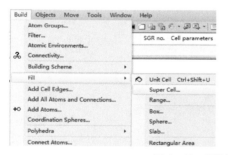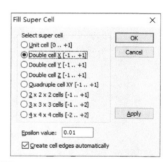

图 9-42　超胞设置

④ 选择底部 ，将超胞内所有原子的键连接上（图9-43）。

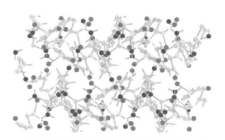

图 9-43　将超胞内所有原子的键连接

⑤ Ctrl+A 全选分子，双击任意键长，设置风格为"Thick，two-colored"（图 9-44）。

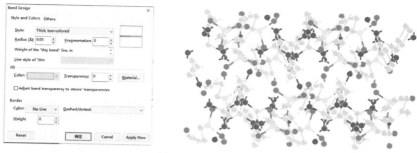

图 9-44　化学键设置

⑥ 选择菜单栏上的 ✦，绘制哑原子（图 9-45）。

⑦ 输入坐标 0.45470、0.16180、0.25638，建立 Dummy1 哑原子。

⑧ 右侧 Data sheet 中选择"Atom Groups"。

⑨ 右键点击哑原子"？"，选择"Select Atoms By Group"。

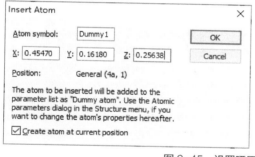

图 9-45　设置哑原子

⑩ 选择菜单栏 Picture 中的"Atom Designs"，修改哑原子颜色为黑色（图 9-46）。

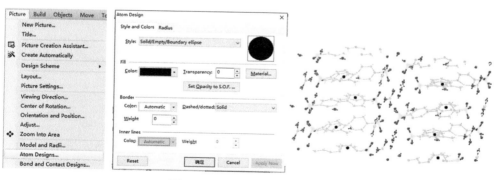

图 9-46　修改哑原子颜色为黑色

⑪ 选择底部 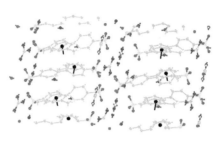，双击 H—? 键，并勾选复选框。

⑫ 寻找距离为 2.79 的 CH—π 相互作用（注：经 Platon 计算得到）。

⑬ 设置 H—? 键距离为 2.78～2.80，点击 Connect Now（图 9-47）。

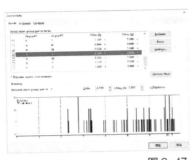

图 9-47　设置相互作用的距离

⑭ 选中任意一个 Dummy 1 黑色哑原子以及所处苯环的任意一个原子。

⑮ Ctrl + M 选中整个分子，再用 Ctrl + I 反选分子（图 9-48）。

⑯ Delete 分子。

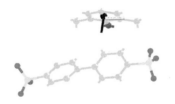

图 9-48　反选分子

⑰ Ctrl + A 全选分子结构。

⑱ 选择菜单栏 Picture 中的 "Model and Radii"，修改为键线式（Wires/Sticks）模型，键长半径为 0.1（图 9-49）。

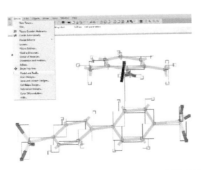
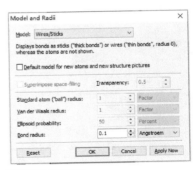

图 9-49　设置键线式模型和键长半径

⑲ 双击 H—? 键，键长风格选"Thick"，半径为 0.1，分裂组分为 5（图 9-50）。

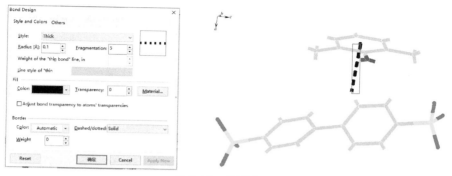

图 9-50 化学键设置

⑳ 选择底部 📷，选择"Rendering"进行渲染（图 9-51）。

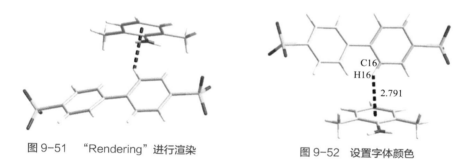

图 9-51 "Rendering"进行渲染　　　　图 9-52 设置字体颜色

㉑ 旋转至合适的角度，右键点击 H—? 键，选择 Add 中的"Bond Labels"，字体颜色设置为黑色（图 9-52）。

㉒ 选择 H—? 键相连的氢原子与碳原子，右键后选择 Add 中的"Atom Labels"，字体颜色设置为黑色。

㉓ 点击左上角 File，选择 Save As，将图片保存为 tif 格式（图 9-53）。

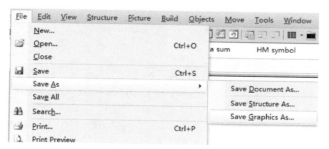

图 9-53 图片保存

9.5.10 晶胞堆积图的绘制

关键操作包括：超胞类型的选择；原子类型的设计；原子模型的设置。
具体步骤如下（单元结构的设置参照前面章节）。

① Build → Fill → Super Cell，选择 3×3×3 的超胞（图 9-54）。

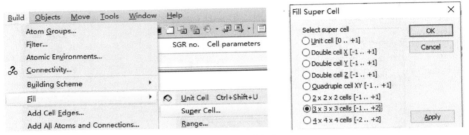

图 9-54　设置超胞

② Picture → Viewing Direction，以 *b* 轴作为观察方向（图 9-55）。

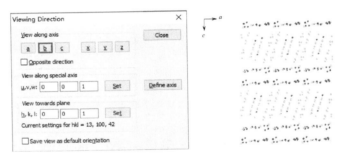

图 9-55　设置观察方向

③ 选择底部 ，将超胞内的所有原子的键连接上。

④ 选择底部 ，自动补全两边的分子结构（图 9-56）。

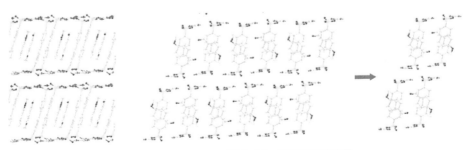

图 9-56　补全分子结构　　　　　　　图 9-57　旋转和删除分子

⑤ 将分子结构旋转至侧面，Delete 至剩余两列分子结构（图 9-57）。

⑥ Data sheet → Created Molecules，选中 $C_{12}H_8O_6S_2$ 与 $C_1H_5N_3$（图 9-58）。

⑦ Picture → Model and Radii，选择 Wires/Sticks 模型，键长半径 0.1。

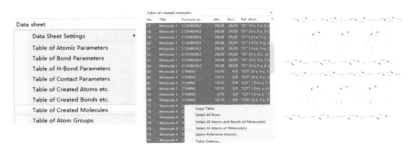

图 9-58　选中 $C_{12}H_8O_6S_2$ 与 $C_1H_5N_3$ 全部分子

⑧ 同理，选中 $C_8H_8O_2$ 全部分子（图 9-59）。

⑨ Picture → Model and Radii，选择 Space-filling 模型。

⑩ 选择底部 ，选择"Rendering"进行渲染（图 9-60）。

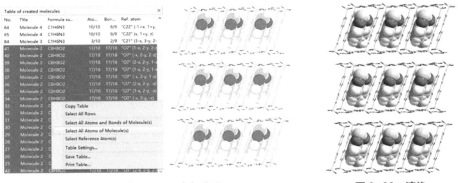

图 9-59　选中 $C_8H_8O_2$ 全部分子　　　　图 9-60　渲染

⑪ 点击左上角 File，选择 Save As，将图片保存为 tif 格式（图 9-61）。

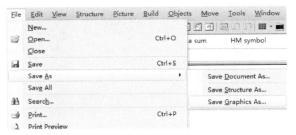

图 9-61　图片保存

习 题 ┈┈┈┈┈┈┈┈┈┈┈┈┈┈┈┈┈┈┈┈┈┈┈┈┈┈┈┈┈┈┈┈┈┈┈┈┈

一、多选题

1. Diamond 有哪些导入结构信息的方式？（　　　）

　　A．手动输入　　　B．网络导入　　　C．语音输入　　　D．文件导入

2. 控制画面旋转有哪些方式？（　　　）

　　A．Rotate模式下拖动鼠标　　　B．方向键

　　C．键盘数字键区　　　D．鼠标滚轮

3. 以下哪种方式可以使原子从画面中消失？（　　　）

　　A．关闭渲染　　　B．设置全透明

　　C．设置为Invisible　　　D．删除

二、简答题

1. 简述 Diamond 菜单栏中，各大菜单的主要功能。

2. 简述构筑多面体的方法。

三、绘图题

1. 对于附录 1 第 9 章给定的 CIF，绘制出三维结构图。

2. 对于附录 1 第 9 章给定的 CIF，绘制出空腔体积图。

3. 对于附录 1 第 9 章给定的 CIF，绘制出分子相互作用图。

4. 对于附录 1 第 9 章给定的 CIF，绘制出分子堆积图。

参考文献 ┈┈┈

[1] Pennington W T. DIAMOND–Visual crystal structure information system[J]. Journal of Applied Crystallography, 1999, 32: 1028-1029.

[2] Surble S, Serre C, Mellot-Draznieks C, et al. A new isoreticular class of metal-organic-frameworks with the MIL-88 topology[J]. Chemical Communications, 2006, 3: 284-286.

当 X 射线照射单晶样品而产生衍射效应时，形成衍射图像，其衍射点的数目，依据化合物分子量大小（药物小分子、生物大分子、复合物等）和分子的排列规律（对称性）而异。近年来，随着单晶 X 射线衍射仪器的迅速发展，高功率 X 光源设备的出现，图像板（IP、CCD 等）等新记录数据方式的问世，在短时间内（几小时）收集一套高分辨率衍射实验数据已经成为可能（完成第一次傅里叶变换）。随着结构分析计算方法的成熟和结构解析软件的高度智能化、自动化，通过运行在微机或工作站上的结构分析软件系统（晶体结构自动解析程序，如 Shelxs、Olex2 等），经过数据处理、结构解析、结构参数精化等计算分析过程，便可在计算机屏幕上直接显示（或输出）被测样品的分子三维结构及相应的立体化学数据（完成第二次傅里叶变换）。

单晶 X 射线衍射是研究一切结晶物质结构和物相鉴定的主要手段。单晶结构分析应用范围十分广泛。该方法样品用量少，只需约 0.5mm 大小的晶体一粒，即可获得被测样品的全部三维信息，包括原子间的键长、键角、分子在晶体中的堆积方式，分子间的相互作用（氢键、π-π 相互作用）等信息。单晶结构分析是有机合成、不对称化学反应、配合物研究、新药合成、天然产物结构、矿物结构以及各种新材料结构与性能关系研究中不可缺少的最有效、最权威的方法之一。

药物分子包括有机小分子、生物大分子、无机分子等。进入 20 世纪 90 年代，对于经提取、分离或合成等途径得到的未知或已知化学药样品，经重结晶实验得到合用单晶后，就可以完成单晶 X 射线衍射分析的全部工作。它不仅能够提供准确的分子相对或绝对构型，而且对分子的构象（及差向异构），成键原子间的键长、键角、扭角、二面角，分子平面性，分子内氢键与分子间氢键分布，晶态下分子的排列规律（即晶型），溶剂分子的分布与数目等均可提供准确、定量、可靠的信息，极大地缩短为获得先导化合物和药物分子正确结构所需的时间。单晶 X 射线衍射在药学研究中有多方面的应用。

10.1 微量化合物、新化合物或全未知化合物的分子结构测定

随着分离、提取等分析技术的飞速发展，从天然物中可获得低含量、新化合物或全未知化合物，单晶 X 射线衍射分析只需要一颗单晶体（约 1/6～1/4 mg 量），就可直接使用单晶 X 射线分析技术独立完成所需的化合物的全部结构测定工作，而一般不再需要借助其他谱学（NMR、MS 等）信息。单晶 X 射线衍射结构分析不仅可解决全未知化合物的结构测定，还可帮助化学家完成疑难结构测定、对已知化合物结构进行确证、对错误的分子结构进行修正等工作，最终为药学家提供准确的药物分子三维结构和相互作用数据。图 10-1 所示的结构均为单晶衍射提供的复杂天然产物的结构 [1-3]。

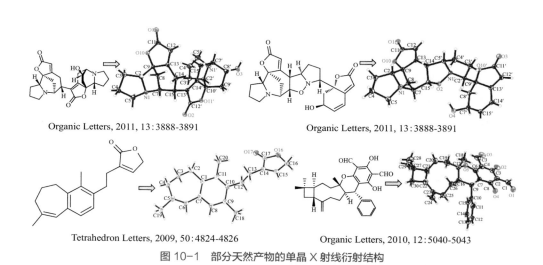

Organic Letters, 2011, 13:3888-3891

Organic Letters, 2011, 13:3888-3891

Tetrahedron Letters, 2009, 50:4824-4826

Organic Letters, 2010, 12:5040-5043

图 10-1 部分天然产物的单晶 X 射线衍射结构

10.2 以共晶方式存在的混合物分子结构测定

共晶在固体药物样品中是常见的现象，最简单的例子是药物分子与溶剂或结晶水分子以共晶方式存在。共晶分子结构可以由异构体形成 [图 10-2（a）] [4]，也可以由不同结构分子 [图 10-2（b）] 形成 [5]。在药物研究中确切地了解共晶样品的组成成分，以及它们实际存在的比例是至关重要的。单晶 X 射线衍射分析技术对药物中的共晶样品可以给出准确、定量的分析结果。

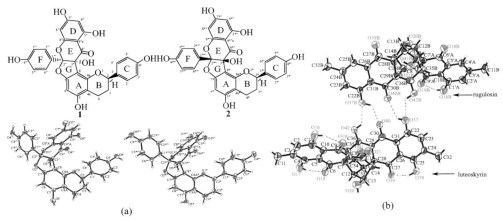

图 10-2 由异构体形成的共晶（a）和由不同结构分子形成的共晶（b）

10.3 分子绝对构型的测定

应用单晶 X 射线衍射分析方法可获得药物分子的绝对构型，特别是全新骨架类型的药物分子绝对构型确定（如青蒿素）。测定药物分子绝对构型常用的方法有以下几种。

① 应用反常散射法测定分子绝对构型：利用分子中所含原子（特别是重原子）的 X 射线反常散射（色散）效应，可以准确地测定分子构型［图 10-3（a）］。

② 不含重原子的分子绝对构型测定：抗疟药青蒿素的分子绝对构型测定就是利用非重原子 C、O 的反常散射效应实现的。因为 C、O、N 原子的反常散射效应弱，故在 X 射线衍射实验中需要采用 CuK$_\alpha$ 辐射。下列分子的绝对构型，通过反常散射法测定［图 10-3（b）］[6]。

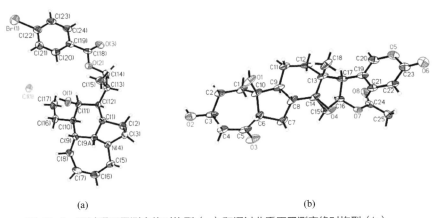

图 10-3 通过重原子测定绝对构型（a）和通过非重原子测定绝对构型（b）

10.4　构象分析

　　构象由单键的自由旋转而成，对于每一种确定的构型，可产生多种构象。在药物分子与受体的结合位点研究中，分子的构象分析已经成为一个十分令人关注的研究问题。从单晶 X 射线衍射分析所得分子的立体结构中，可以准确地计算出被测化合物的构象信息：即组成药物分子骨架各环的船或椅式构象、环与环间的顺反连接方式、环自身的平面性质、环与环间的扭转角、侧链的相对取向位置、大环构象等。差向异构体的测定：在获取药物的先导化合物的过程中，经常会因手性原子上取代基位置的不同选择（α、β），而出现两种（或多种）的差向异构体分子（如黄皮酰胺类化合物），只有准确地了解了先导化合物分子的构象，方可获得正确的合成目标化合物。例如，在大环呋喃二萜的晶体结构中，其不对称单位中有两个分子，分析这两个分子的十元大环，发现一大环呈不规则构象，而另一大环呈椅-船-椅构象[7]（图 10-4）。

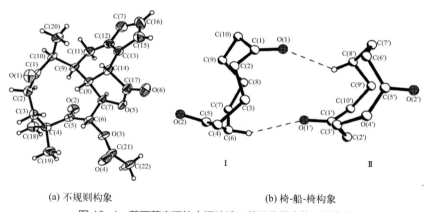

(a) 不规则构象　　　　　　　　　　　(b) 椅-船-椅构象

图 10-4　苦石莲来源的大环呋喃二萜双分子中的不同构象

10.5　分子间相互作用分析

　　氢键、盐键、配位键等是研究药物分子生物活性中的重要信息。利用单晶 X 射线衍射分析结果，可以准确地计算出药物分子的氢键、盐键、配位键的成键方式。特别是分子内与分子间氢键、影响晶态下分子在空间的排列方式（层状、螺旋、隧道等），这些重要信息有助于解释药物分子的作用机理。

10.6 原料药中溶剂分子的确定

在新药研究中，原料药中是否含有结晶水分子或溶剂分子？特别是当重结晶过程中使用过对人体有害的溶剂时，它们是否进入晶格？例如，己烷 ［图 10-5（a）］[8]、甲醇 ［图 10-5（b）］和吡啶 ［图 10-5（c）］都能进入晶格，其含量是多少？单晶 X 射线衍射分析可以准确地回答这些问题。

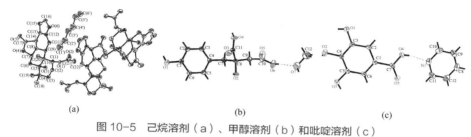

图 10-5 己烷溶剂（a）、甲醇溶剂（b）和吡啶溶剂（c）

10.7 生物大分子及其复合物的结构测定

天然产物中的水溶部分多含有蛋白质、多肽、多糖类等化合物，这类物质的生物活性一直是药物化学家关注的内容。现有波谱分析方法，除 NMR 对小型蛋白质（分子量低于 5 万）且有同源的分子结构鉴定取得进展外，欲得到更大分子的三维结构，只能借助于单晶 X 射线衍射分析。我国晶体学家早在 20 世纪 70 年代就完成了结晶猪胰岛素的 X 射线晶体结构测定工作。为发现和了解受体大分子与药物分子的结合部位，在已知受体分子的立体结构时，通常对受体分子与药物分子形成的复合物培养单晶体，例如，比卡鲁胺与雄激素受体复合物的晶体结构 ［图 10-6（a）］和鬼臼毒素与微管蛋白复合物的晶体结构 ［图 10-6（b）］。

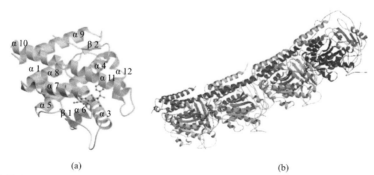

图 10-6 生物大分子及其复合物的结构测定：比卡鲁胺与雄激素受体复合物的晶体结构（a）；鬼臼毒素与微管蛋白复合物的晶体结构（b）

10.8 计算机辅助药物分子设计

计算机辅助药物分子设计是 20 世纪 90 年代药学研究领域中的热点，因它可为药物的改造和修饰以及药物的合成等提供一定的参考信息。计算机辅助药物设计的计算软件是以分子力学、热力学、量子化学与药理学等为基础的，其起始计算依据是化合物分子的三维结构数据。在各种计算软件中，通常有从二维结构自动转变形成三维结构的功能，但对那些构象较复杂或分子骨架柔性较大的化合物，时常不能得到符合真实情况的正确构象。单晶 X 射线衍射分析可提供不同类型、不同骨架的分子三维结构和准确的分子结构数据，是获取分子结构的有效途径。

10.9 获得可发表的晶体数据

发表晶体结构，需要提供晶体数据，包括晶体编号、颜色/性状、晶体大小、分子式、分子量、数据收集温度、晶系、空间群、晶胞参数、晶胞体积、晶胞内分子数、密度、吸收系数、衍射仪型号/扫描方式、角度范围、衍射点数目、可观察点数目、数据量/参数、拟合优度、R 因子（例如，天然产物 1～4 的晶体数据和结构修正见表 10-1）。

表 10-1　化合物 1-4 的晶体数据和结构修正

项目	1	2	3	4
剑桥晶体结构数据库编号	737840	737841	737842	737843
颜色/形状	无色/块状	无色/块状	无色/块状	无色/块状
晶体尺寸/mm³	0.26×0.28×0.50	0.40×0.38×0.30	0.47×0.35×0.24	0.50×0.42×0.13
分子式	$C_{17}H_{27}NO_2$	$C_{17}H_{31}NO_2$	$C_{24}H_{35}BrClNO_3$	$C_{24}H_{35}BrClNO_3$
分子量	277.40	281.43	500.89	423.36
温度/K	293(2)	293(2)	293(2)	293(2)
晶系	正交	正交	正交	正交
空间群	$P2_12_12_1$	$P2_12_12_1$	$P2_12_12_1$	$P2_12_12_1$
晶胞尺寸/ Å	$a = 5.8368(4)$	$a = 7.997(1)$	$a = 7.9485(6)$	$a = 9.2760(6)$
	$b = 9.6805(7)$	$b = 9.535(1)$	$b = 12.8211(9)$	$b = 13.6623(9)$
	$c = 27.789(2)$	$c = 21.515(4)$	$c = 24.1928(17)$	$c = 14.7928(10)$
晶胞体积/Å³	1570.1(2)	1640.7(5)	2465.5(3)	1874.7(2)
胞内分子数 Z	4	4	4	4
晶体密度/(g/cm³)	1.173	1.139	1.349	1.500
吸收系数/mm⁻¹	0.076	0.073	1.800	1.716

续表

项目	1	2	3	4
衍射仪/扫描方式	Bruker SMART 1000 CCD/ω	Bruker SMART 1000 CCD/ω	Bruker SMART 1000 CCD/ω	Bruker SMART 1000 CCD/ω
θ 范围/(°)	1.47~23.29	1.89~25.04	1.68~25.03	2.03~25.08
衍射点数目	7580	9269	13388	10071
独立衍射点（R_{int}）	2277(0.0375)	2909(0.0830)	4355(0.0482)	3316(0.0975)
可观点 [$I>2\sigma I$]	1744	1872	2581	3129
数据/参数	2277/182	2909/183	4355/274	3316/169
拟合优度值 F^2	0.986	0.999	0.870	1.077
可靠因子 R_1 [$I>2\sigma(I)$]	0.0382	0.0462	0.0379	0.0601

注：$R_1 = \Sigma||F_o|-|F_c||/\Sigma|F_o|$。

 习　题

1．请列举单晶 X 射线晶体学在药学研究中的应用。
2．从单晶 X 射线分析中，可得到哪些结构信息？

 参考文献

[1] Zhao B X, WangY, Zhang D M, et al. Flueggines A and B, two new dimeric indolizidine alkaloids from flueggea virosa[J]. Organic Letters, 2011, 13: 3888-3891.

[2] Wang G C, Wang Y, Williams I D, et al. Andrographolactone, a unique diterpene from Andrographis paniculate[J]. Tetrahedron Letters, 2009, 50: 4824-4826.

[3] Shao M, Wang Y, Liu Z, et al. Psiguadials A and B, two novel meroterpenoids with unusual skeletons from the leaves of Psidium guajava[J]. Organic Letters, 2010, 12: 5040-5043.

[4] Dai Y, Zhou G X, Kurihara H, et al. Fortuneanosides G-L, dibenzofuran glycosides from the fruit of pyracantha fortuneana[J]. Chemical and Pharmaceutical Bulletin, 2008, 56(4): 439-442.

[5] Zhou G X, Mo S Y, He H X, et al. Molecular structure and tautomerization of the 1∶1 complex of luteoskyrin and rugulosin[J]. Journal of Molecular Structure, 2010, 979: 86-91.

[6] Jiang R W, Ye W C, Shaw P C, et al. Absolute configuration of neostenine[J]. Journal Molecular Structure, 2010, 966: 18-22.

[7] Jiang R W, But P P H, Ma S C, et al. Structure and antiviral properties of macrocaesalmin, a novel cassane furanoditerpenoid lactone from the seeds of Caesalpinia minax Hance[J]. Tetrahedron Letters, 2002, 43: 2415-2418.

[8] Jiang R W, But P P H, Ma S C, et al. Furanoditerpenoid lactones from the seeds of Caesalpinia minax Hance[J]. Phytochemistry, 2001, 57: 517-521.

第11章
药物粉晶 X 射线衍射分析

11.1　粉晶 X 射线衍射分析的发展历程

　　1895 年，伦琴（W. C. Röntgen）发现 X 射线。1912 年，劳厄（M. von Laue）证实 X 射线是一种电磁波并发现了晶体的 X 射线衍射效应[1]。上述发现奠定了基于 X 射线衍射技术在分子-原子尺度研究物质结构化学的方法，为人类打开了晶体化学研究的大门。除了单晶体外，物质的常见存在形式还包括粉晶、微晶或多晶粒聚集体，也称为粉晶或多晶。如何对粉晶样品进行定性定量分析成为亟需解决的问题。1916—1917 年，德拜（P. J. W. Debye）与谢乐（P. Scherrer）、赫尔（A. W. Hull）分别独立提出了 X 射线粉晶（粉末）衍射分析法（Powder X-ray Diffraction，PXRD，图 11-1）[2]。相较于单晶衍射分析，粉晶衍射分析的应用范围更广，其研究对象不再聚焦于一颗单晶体，而是粉晶样品。

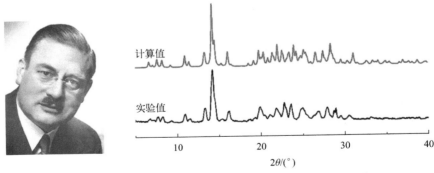

计算值

实验值

$2\theta/(°)$

图 11-1　德拜（1884—1966）与现代粉晶 X 射线衍射分析法

　　1938 年，哈纳沃特（D. Hanawalt）、弗雷维尔（L. K. Frevel）与里恩（S. Rinn）共同整理并发布了首批 1054 种重要化合物的参比谱，作为物相定性分析的参考，成为粉晶 X 射线衍射法定性分析的基础。1941 年，美国材料试验协会（American Society for Testing and Materials，ASTM）赞助 Dow Chemical 公司将这些数据以 76.2mm×127mm（3in×5in）的卡片形式发行，称为粉晶衍射档案（Powder Diffraction File，PDF 卡片）。标准化的 PDF 卡片集进一步延伸了粉晶 X 射线衍射应用的领域和范围，使其得到迅速发展。1969 年起，PDF 卡片改由粉晶衍射标准联合委员会（The Joint Committee on Powder Diffraction Standard，JCPDS）负责编辑出版，至 1977 年已包含有机物与无机物卡片约七万张。1978 年，为体现国际性，JCPDS 更名为衍射数据国际中心（International Center for Diffraction Data，ICDD），截至 2021 年，已出版发行的 PDF 卡片数据超过一百万条 [3]。

在定性分析的基础上，人们发现不同物质由于衍射能力的差异而具有特征的粉晶 X 射线衍射谱，其物相含量与特征衍射峰强度在一定范围内呈线性关系，基于这种相关关系即可开展定量研究。特别值得一提的是，在新药研究与开发过程中，药物的不同固体存在形式之间的溶解度、溶出速率、稳定性等理化性质差异明显，对其临床安全形成了严峻挑战。基于粉晶 X 射线衍射方法分析原料药不同固体存在形式（晶型）并进行定性定量研究，可在化学纯基础上进一步获得晶型纯物质，确保临床用药安全。

11.2　粉晶 X 射线衍射分析的基本概念 [4]

X 射线本质上是一种波长范围在 0.1～100Å 之间的电磁波，由 X 射线管产生。早期的 X 射线管分为充气管和真空管两种，1895 年伦琴最早发现 X 射线使用的克鲁克斯管为充气 X 射线管，但其功率小、寿命短、操作使用不便。1913 年，考林杰（W. D. Coolidge）发明了热阴极管（真空 X 射线管），阴极为直热式螺旋钨丝，阳极为铜的金属靶，管内真空度高（≤ 10^{-4}Pa）。阴极发射出的电子经数万伏高压加速撞击靶面从而产生稳定的 X 射线，这使得 X 射线的产生更加方便快捷。通过 X 射线管所获得的 X 射线主要分成两部分：连续光谱和特征光谱。连续光谱通常又被称为白光或韧致辐射，而特征光谱也被称为线光谱（图 11-2）。

特征光谱是在连续光谱的基础上产生的，由图 11-2 可看出对钼靶进行轰击后发出了两条强射线（K_β = 0.63Å 和 K_α = 0.71Å），同时产生一系列的连续光谱。特征谱线的产生机制与靶材原子内部结构是密切相关的，表 11-1 为部分常见靶面材料的特征 K 系谱线波长与激发电压。根据特征谱线的波长和强度，可以进行定性定量分析。

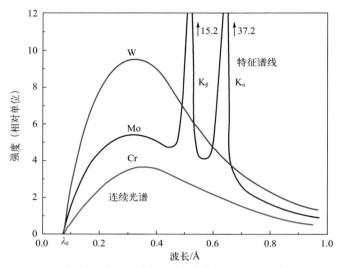

图 11-2 X 射线管产生的连续光谱与特征光谱示意图

表 11-1 常见靶材的特征 K 系谱线 [3,4]

元素	原子序数 Z	K 系谱线波长 /Å		K 系激发电压 /kV
		K_α	K_β	
Cr	24	2.2909	2.0848	5.98
Co	27	1.7902	1.7565	7.71
Ni	28	1.6591	1.5001	8.29
Cu	29	1.5418	1.3922	8.86
Mo	42	0.7107	0.6322	20.0

　　一束波长 λ 的平行 X 射线照射到晶面间距为 d 的一组晶面上，当入射角 θ 满足布拉格方程时，即可发生衍射。单晶体在衍射方向上可得到一个个分立的衍射点。多晶体的衍射花样是所有单晶颗粒衍射的总和。实验中晶体均匀旋转，促使更多的晶面有机会处于上述位置。由于 θ 相同，结果形成"空间圆锥体"。圆锥体顶角为 4θ，母线为衍射线方向。一个"衍射锥"代表晶体中一组特定的晶面（图 11-3）。其他晶面产生衍射，形成各自的衍射圆锥，只是锥角不同。圆锥的数目等于满足布拉格方程的晶面数。底片垂直于 X 射线方向安装时，衍射线在底片上构成许多同心圆（衍射圆环）（图 11-4）。用长条形底片卷成圆环状，衍射圆锥与底片相交构成一系列对称弧线，每对弧线间的距离相当于对应的圆锥顶角 4θ 对应的弧长，经数字化后得到粉晶衍射图谱（图 11-5）。

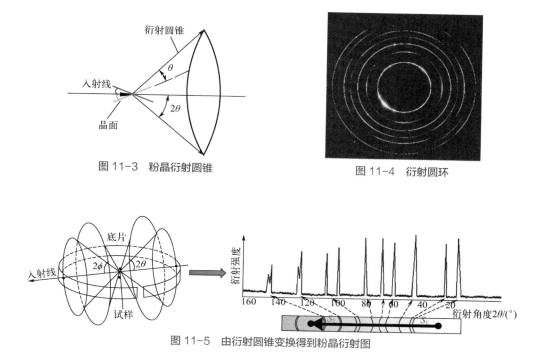

图 11-3　粉晶衍射圆锥

图 11-4　衍射圆环

图 11-5　由衍射圆锥变换得到粉晶衍射图

11.3　粉晶 X 射线衍射仪

　　粉晶中不同晶粒满足布拉格方程时产生衍射，当光程差等于波长的整数倍时，晶面的散射线将加强。对于相同粉晶样品，其所产生的衍射花样在本质上是相同的。粉晶衍射图谱的记录方法包括用 X 射线底片记录衍射线的粉晶照相法（德拜法）和用计数器法记录衍射线的衍射仪法，目前衍射仪法最为常用。

　　用于记录粉晶样品 X 射线衍射图谱的仪器即为粉晶 X 射线衍射仪，主要包括角度分辨型与能量色散型衍射仪两类。传统的以单色 X 射线为光源，衍射图谱以衍射角度（θ）为横坐标记录的为角度分辨型衍射仪；当以"白色"X 射线为光源，在固定的衍射角获得的衍射图谱是以衍射能量（E）为横坐标记录的为能量色散型衍射仪。本书中主要介绍传统的角度分辨型衍射仪，其基本结构组成如图 11-6 所示。X 射线源提供强度可调节控制的 X 射线（一般为单一波长），样品台具有位置取向，须为单晶、粉晶或微晶物质，衍射线强度和方向由不同方法进行收集（照相法或各种成像技术方法），最终由衍射图谱处理分析软件进行处理，如美国 MDI 公司的 JADE 软件等。

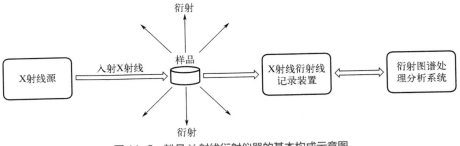

图 11-6　粉晶 X 射线衍射仪器的基本构成示意图

11.4　粉晶 X 射线衍射分析在药学研究中的应用

　　现代化学药物的发展过程，经历了有效物质（多组分）、单体化合物（化学纯）、手性药物（光学纯）、晶型药物（晶型纯）四个阶段[5]。同一药物在具有相同手性及化学纯度的情况下，是由一组参量（晶胞参数、分子对称性、分子排列规律、分子作用力、分子构象、结晶水或结晶溶剂等）来描述其固体化学存在状态的，当其中一种或几种参量发生变化时使其存在两种或两种以上的不同固体物质状态，称为多晶型（polymorphism）或同质异晶现象，如常年位列世界药物销售榜排行榜前列的他汀类降血脂药物阿托伐他汀钙具有高达 41 种的不同固体存在形式[6]。药物不同晶型在性状、溶解度、溶出速率、引湿性、稳定性、渗透性、可压性及生物利用度等方面均可能具有明显区别，从而对临床药物的安全稳定性形成严峻挑战。国内外上市药物由于晶型改变而引起的质量问题不胜枚举，如我国在 20 世纪 70 年代发现抗生素棕榈氯霉素存在 A、B、C 三种晶型[5]，其中晶型 A 稳定，但血药浓度低；晶型 B 为亚稳晶型，其血药浓度可达到晶型 A7 倍；晶型 C 为不稳定晶型，易转为晶型 A。1975 年以前我国生产的棕榈氯霉素原料药和制剂均采用无效的晶型 A，后期通过工艺改进生产出有效的晶型 B，同时在《中国药典》中规定"晶型 A 含量不得大于 10%"，这才保证了其临床疗效。而 1998 年，美国雅培公司生产的 HIV 蛋白抑制剂利托那韦胶囊采用的原料药存在形式是晶型 I，该药上市两年后出现胶囊溶出度不合格，从而引起用药安全问题，导致撤市[7]。经研究发现，晶型 I 是亚稳定晶型，在过饱和溶液中易发生异相成核转变成稳定的晶型 II，而晶型 II 溶解度仅为晶型 I 的一半，从而使其疗效受到影响。

　　根据《新药（化学药品）补充申请指导原则》《化学药物质量控制研究技术指导原则》《化学药物原料药制备和结构确证研究的技术指导原则》等规定，新化学实体药物（1 类新药）必须开展晶型研究。《中国药典》2020 版要求药物的晶型质量控制必须贯穿于原料药与制剂开发的各个阶段[8]。而对于仿制药来说，依据《仿制药晶型研究指导原则》《化学仿制药晶型研究技术指导原则》等发现晶型的质量控制往往是决定仿制药成败的关键，当无法保证原料药及固体制剂中的晶型与原研产品一致时，经常出现仿制药质量无法与原研产品一致。相较于单晶 X 射线衍射分析方法，因粉晶、多晶等样品更易获得且制备方法多样，所以具有无损且可靠性兼备的粉晶 X 射线衍射分析技术是晶型药物研究的重要手段，在《中国药典》2020 版四部通则"药品晶型研究及晶型药物的质量控制技术与方法指导原则"中位列相对鉴别方法第一位，广泛应用于晶型物质的定性鉴别与定量分析[8]。

11.4.1　基于粉晶 X 射线衍射技术的晶型药物定性鉴别

所谓晶型药物的定性鉴别研究，即确认该药物固体化学存在状态是由哪一种或几种晶型所组成。粉晶 X 射线衍射（PXRD）所采用的定性手段属于物相分析，是指特定物质在一定波长的 X 射线照射下表现出其特有的衍射指纹图谱，在排除粉晶择优取向的情况下，衍射峰强度（高度 / 面积）与该物质成分含量呈正相关。对于单一物相来说，衍射强度如式（11-1）所示。

$$I = I_0 \frac{\lambda^3}{32\pi D} (\frac{e^2}{mc^2})^2 \frac{V}{V_c^2} P|F|^2 \varphi(\theta) e^{-2M} \frac{1}{2\mu} \qquad （11\text{-}1）$$

式中，I_0 为入射 X 射线的强度；λ 为波长；D 为样品到观测点的距离；m 为电子的质量；c 为光速；V 和 V_c 分别为被照射晶体和晶胞的体积；P 为多重性因子；F 为结构因子；$\varphi(\theta)$ 为角因子；e^{-2M} 为温度因子；μ 为线性吸收系数[9]。

该方法是一种相对鉴别方法，需要借助已知晶型标准图谱信息对未知晶型进行比对，衍射图谱的指纹性和特征性主要表现在衍射峰的位置和强度两个方面，是物相定性鉴别的基础。对于单一组分样品来说，基于其衍射图谱与标准图谱的比对结果即可定性；对于多组分样品来说，其衍射图谱由各单组分物质衍射图谱物理叠加而成，衍射强度与各单组分的质量分数直接相关，因此需要对不同单组分中的特征衍射峰强度（$I/2\theta$）分别进行分析，最终确定物相组成。一般来说，晶型药物的 PXRD 标准图谱获取通常有三种方法：①由晶型标准物质采集到的衍射谱作为标准图谱；②在缺少标准物质时，由相应晶型的单晶 X 射线衍射数据模拟理论粉晶 X 射线衍射图谱；③当无法制备单晶时，可通过软件对实验粉晶衍射图谱特征峰拓扑化推算晶胞参数。在实验过程中，为避免晶体择优取向产生的强度干扰，应使不同样品的粒径大小保持一致。通过 PXRD 对化学药物进行定性鉴别可明确药物的固体化学存在状态、晶型种类及物相纯度，对开展进一步的原料药与制剂晶型质量控制具有重要意义[10,11]。

盐酸小檗碱，亦称黄连素，最早是从中药黄连中分离得到的一种抗菌物质，后由日本大峰堂药品株式会社合成该药物，并于 1972 年在日本上市，1981 年在我国上市，现收载于《中国药典》2020 版二部，有片剂、胶囊两种剂型。在片剂与胶囊中，《中国药典》2020 版均规定"本品含盐酸小檗碱（$C_{20}H_{18}ClNO_4 \cdot 2H_2O$）应为标识量的 93.0%～107.0%"；而在《日本药局方》16 版中规定盐酸小檗碱水合物（$C_{20}H_{18}ClNO_4 \cdot xH_2O$，95.0%～102.0%）活性成分以无水物计，且不规定水合物的个数[8,12]。同一药物，在两国药典中对活性成分的规定存在明显差异，造成这种问题的根本原因是什么呢？据前期研究报道[13,14]，盐酸小檗碱存在多种晶型，包括无水物和水合物，其中水合物又因结晶水数量、分子间作用力的不同分为二水合物、三水合物、四水合物等。盐酸小檗碱二水合物是其稳定晶型，无水物和其他水合物在一定条件下易转晶，产生稳定的二水合物从而形成混晶样品。因此，在对盐酸小檗碱进行晶型质量控制时，首先要对样品晶型进行定性鉴别，然后再开展定量分析。晶型的定性鉴别首选 PXRD 方法，如图 11-7 所示，盐酸小檗碱无水物、二水合物和四水合物的标准 PXRD 谱均由理论计算获得，通过比对可知，待测样品中分别存在二水合物（黑色箭头）和四水合物（三角标志）的特征衍射峰，物相是二者的混晶。

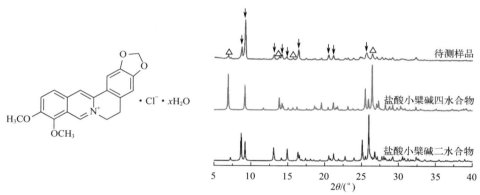

图 11-7　盐酸小檗碱水合物的定性分析

↓—二水合物；△—四水合物

11.4.2　基于粉晶 X 射线衍射技术的晶型药物定量分析

基于 PXRD 对晶型药物进行定性的基础是任意粉晶样品由于衍射峰位置和强度的不同均可产生独特的指纹图谱，而当特征衍射峰强度与混合样品中单一组分的晶型含量在一定范围内呈比例关系时，就成为 PXRD 定量分析的基础。粉晶 X 射线衍射对多种晶型样品定量的理论基础由 Alexander 和 Klug 共同提出[15-17]，数学模型建立的依据是样品的吸收特性与衍射峰强度（可以是高度或者面积）之间具有相关性。PXRD 对粉晶样品的定量，主要分为三种模型：①具有多种混晶成分（$n > 2$）且不同组分对 X 射线的吸收系数相同时，单一组分浓度与衍射峰强度直接相关，可采用直接定量的分析方法，如外标法；②两相混晶成分但不同组分对 X 射线具有不同的吸收系数时，单一组分浓度与衍射峰强度不相关，需要引入校正系数对标准曲线进行校正；③具有多种混晶成分（$n > 2$）且不同组分对 X 射线的吸收系数亦不相同时，对单组分的定量需要加入内标物，内标物的引入可纠正吸收系数差异带来的偏差。图 11-8 为当 X 射线照射到厚度为 d_x 的混合粉晶样品时所发生的衍射示意图，样品厚度（t）应满足式（11-2）的要求。

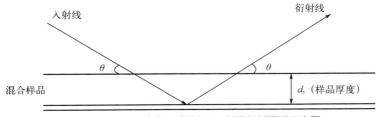

图 11-8　样品厚度为 d_x 的粉晶 X 射线衍射图谱示意图

$$t \geqslant \frac{3.2}{\mu} \times \frac{\rho}{\rho'} \times \sin\theta \qquad (11-2)$$

式中，μ 指粉晶样品的平均线性吸收系数；ρ 指粉晶样品的平均密度；ρ' 指粉晶样品的实际密度（包括颗粒间的空隙后）；θ 指布拉格衍射角。

经数学推导后，针对三种不同粉晶样品可得到各自的线性理论方程，对于多组分混晶样品（$\mu_1^* = \mu_M^*$），采用直接定量法（模型 1），如式（11-3）所示：

$$I_1 = \left(\frac{K_1}{\rho_1 \mu_M^*} \right) x_1 = k x_i \qquad (11-3)$$

式中，I_1 为衍射峰强度；K_1 为常数；ρ_1 为粉晶样品中相应组分的密度；μ_M^* 为混晶样品的线性吸收系数；k 为相对强度；x_i 代表相应组分的质量分数。

对于具有不同吸收系数的双组分混晶样品（$\mu_1^* \neq \mu_2^*$，模型 2），其单一组分的纯物相衍射峰强度如式（11-4）所示，而对于质量分数为 x_1 的双相混晶的第一组分，其衍射峰强度由式（11-5）计算可得，将式（11-5）除以式（11-4）得到混晶样品与单一组分纯物相之间衍射峰强度与含量比例之间的关系，见式（11-6）。

$$(I_1)_0 = \frac{K_1}{\rho_1 \mu_1^*} \qquad (11-4)$$

$$I_1 = \frac{K_1 x_1}{\rho_1 \left[x_1 \left(\mu_1^* - \mu_2^* \right) + \mu_2^* \right]} \qquad (11-5)$$

$$\frac{I_1}{(I_1)_0} = \frac{x_1\mu_1^*}{x_1\left(\mu_1^* - \mu_2^*\right) + \mu_2^*}$$ （11-6）

对于具有多种组分的混晶样品（$n > 2$，$\mu_1^* \neq \mu_M^*$，模型 3）来说，需要考虑内标的特征衍射峰 I_s，其衍射峰强度与质量分数之间的关系可由式（11-7）计算获得，内标物以一定比例（x_s）加入，未知晶型组分浓度与 I_1 / I_s 在一定范围内呈线性相关。

$$x_1 = \frac{k'}{1 - x_s} \times \frac{I_1}{I_s} = k \times \frac{I_1}{I_s}$$ （11-7）

在对粉晶样品进行定量分析时，首先要基于样品的性质选择相对应的理论模型；其次实验中要注意控制粉晶样品的粒度，过筛与不过筛样品衍射峰强度具有很大不同，粒度越大，择优取向问题越严重。定量方法尽量选择标准曲线法，标准曲线的点数可相对密集，衍射峰选择相对独立且有一定高度。如对于各相吸收系数与密度均相等的多组分混晶，通过测量混合样品中待测物相某个或某组特征衍射峰强度（面积或高度）与待测纯物相相同衍射峰强度之比，获得待测物相在粉晶中的相对含量，这种情况在定量同一原料药的不同晶型中较常见。如邢逞等[18]采用粉晶 X 射线衍射技术对短效口服避孕药左炔诺孕酮 γ 晶型进行了定量，在 5～50mg 线性范围内，$R^2 > 0.99$，绝对峰强度变异值 RSD ＜ 2.0%；Campbell Roberts 等[19]则制备了利尿药甘露醇的 β 和 δ 晶型并对 δ 晶型进行了定量分析，$R^2 > 0.9$，其检出限为 1.0%；Tiwari 等[20]在对多巴胺受体拮抗剂奥氮平晶型 I 进行定量时，其检出限达到 0.40%，$R^2 > 0.9999$。

除了原料药的晶型定量外，复杂的制剂处方对药物晶型的定量要求也在不断提高。而制剂中复杂的辅料成分在一定程度上会干扰 PXRD 定量的准确性，通过向粉晶样品中加入已知量的纯物相内标物可较好地消除基质效应影响。Dash 等[21]采用 PXRD 法准确测定了乙基纤维素微球基质中的抗真菌药托萘酯，为消除辅料所引入的基质效应而加入了 20%（质量分数）氟化锂作为内标物，与高效液相色谱法测定值相比，PXRD 法测定的含量结果偏低。

11.5 粉晶 X 射线衍射分析与其他分析方法的联用

与其他分析方法相比，PXRD 对粉晶样品具有无损、实时、快速且准确度高的优点，可对固体药物化学原料药和制剂同时进行定量分析。但在实际研究中，其本身也存在一定的缺点与不足。例如，粉晶混合样品的均匀性对衍射峰强度具有直接影响，由于不同晶粒对衍射峰强度的择优取向问题，所引入的误差在定量过程中同样不容忽视。择优取向是指粉晶样品中不同晶粒由于大小、形态差异使衍射峰强度向某些特定方向偏聚而产生的强度反常变化。Croker 等 [22] 比较了采用 PXRD、拉曼光谱和近红外光谱对脑代谢改善药物吡拉西坦不同晶型定量的差异，虽然三种方法均可用于晶型的定量分析，但拉曼光谱和近红外光谱对于该药不同晶型的定量更加合适，因为 PXRD 的择优取向和均匀性问题对定量分析干扰较大，但如将粉晶样品在同一规格下过筛（90～125μm）并混合均匀，可大大提高 PXRD 方法的准确性。因此，在采用 PXRD 方法对药物不同晶型进行定量研究时，需要开展方法学验证。随着化学计量学与仪器分析手段的不断进步，通过多种手段联用可大大提高 PXRD 方法的应用范围和准确性。

　　H. M. Rietveld 于 1967 年提出了粉晶衍射全谱最小二乘拟合结构修正法，称为 Rietveld 法 [23,24]。该法利用全谱 X 射线衍射数据，在假设晶体结构模型的结构参数基础上，结合峰形函数计算粉晶衍射谱，调整结构与峰形参数使理论谱与实验谱符合，从而确定结构与峰值参数，这种逐步逼近的拟合过程又称为全谱变量拟合。与单峰法相比，全谱拟合法得到的数据准确度更高，可有效克服衍射峰峰形和强度变化带来的误差，如 Német 等 [25] 采用 Rietveld 法对组胺 H_2 受体拮抗剂法莫替丁晶型 A、晶型 B 的 PXRD 数据进行全谱拟合，建立了快速、稳定地用于法莫替丁晶型含量测定的常规定量分析方法。除了 Rietveld 法，化学计量学中的主成分分析（principal component analysis，PCA）和偏最小二乘（partial least square，PLS）法也常与 PXRD 联用。如 Otsuka 等 [26] 基于化学计量学-PXRD 法对茶碱无水合物和一水合物两种晶型开展了定量分析并用于预测粉晶样品中的一水合物含量，通过对比峰高法、峰面积法、Wakelin 法和 PCA 法的定量误差范围，发现经 PCA 法拟合后的 PXRD 谱对改善多晶粒的择优取向问题效果显著。Caliandro 等 [27] 采用化学计量学-PXRD 法对卡马西平晶型 I、晶型Ⅲ、糖精及卡马西平-糖精共晶混合物进行了定量分析，数据分别经 PCA 和 PLS 法拟合后发现 PLS-PXRD 法定量的准确度与广泛使用的 Rietveld 法相当。

　　粉晶衍射法除了用于物相的定性定量分析外，还可以用于晶体结构确定、结晶度计算等 [28]。当无法获得完美的单晶体时，通过对高分辨率的粉晶衍射图谱来确定晶胞参数、Monte Carlo 模拟得到三维结构模型，最后用 Rietveld 法精修晶体结构。利用 PXRD 法测定结晶度，主要依据晶相和非晶相散射守恒原理。

11.6　粉晶 X 射线衍射与单晶 X 射线衍射的对比

　　单晶是一种微观粒子在三维空间中规则排列所构成的固体物质［图 11-9（a）］。当 X 射线与晶体作用时，每一个微观粒子可被看作为一个障碍物，从这些微粒散射的 X 射线相互作用，产生规则的衍射斑点。衍射实验就是利用探测器去收集

X 射线和晶体作用后产生的衍射波。一个单晶样品只存在一种特定的周期性排列。在 X 射线的照射下，一个单晶产生一种取向的衍射点阵［图 11-9（b）］。

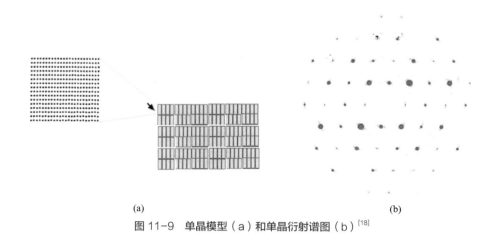

(a)   (b)

图 11-9　单晶模型（a）和单晶衍射谱图（b）[18]

　　粉晶是一种多个随机取向的晶粒组成的聚集体［图 11-10（a）］。图中，黑色箭头表示 X 射线照射到一个随机取向的晶粒产生的单晶衍射谱［图 11-10（b）］。环状的二维粉晶衍射图是由大量的随机取向的晶粒产生的衍射点叠加后的信号。

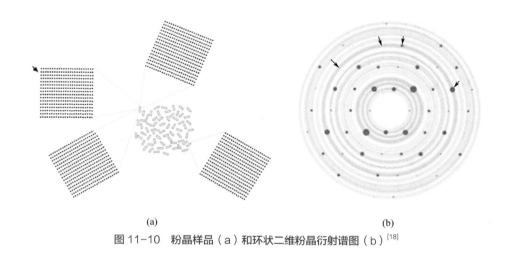

(a)   (b)

图 11-10　粉晶样品（a）和环状二维粉晶衍射谱图（b）[18]

　　常规的粉晶衍射谱图是一维谱图，即横坐标是衍射角度（2θ），纵坐标是衍射强度［图 11-11（b）］。一维粉晶衍射谱图可以通过从二维探测器上收集的二维粉晶衍射谱图的一个方向上提取衍射强度来得到［图 11-11（a）中白框位置］。

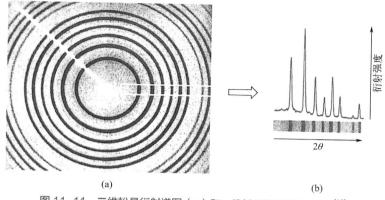

图 11-11　二维粉晶衍射谱图（a）和一维粉晶衍射谱图（b）[19]

11.7　X 射线与无定形物质的作用

如果我们将 X 射线照射到液体、气体或无定形（玻璃状）固体等物体上，由于分子没有规则排列［图 11-12（a）］，所以不会产生点状的明暗相间的衍射信号，而是一种弥散的衍射图像［图 11-12（b）］。这种散射可以被视为一种没有特征的背景信号。

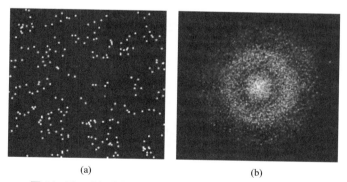

图 11-12　随机分布的微粒（a）和弥散的衍射谱图（b）[17]

11.8　粉晶 X 射线衍射分析实例

粉晶衍射定性分析是指一种通过粉晶衍射实验数据和标准物对比峰位、峰强、峰型和元素组成等信息来确定物相和晶型的过程。粉晶衍射的原始数据包含固定步长的衍射角度和衍射峰强度。粉晶衍射物相定性分析通常需要两个工具：

①粉晶衍射物标准卡片数据库；②搜索软件。

目前中国和美国药典认为[23,24]：样品与标准物的衍射峰的角度数据的误差需要在一定的范围内，峰强度可以有差别。《中国药典》中提到：当被测物的化学结构和成分相同，但是衍射峰数量、位置和绝对强度值存在差别时，即表明该化合物可能存在多晶型。在同一实验条件下，样品与标准品的角度数据差范围 ±0.2°，衍射峰相对强度差别 5%，否则考虑重新实验或可能存在多晶型。美国药典认为：在同一实验条件下，样品与标准品的角度数据差范围 ±0.1°，衍射峰相对强度由于择优取向可能差别很大，否则考虑重新实验或可能存在多晶型。《药物晶型专利保护》中提到：衍射峰数量的差异被认定为晶型不同暂无定论，也很难有定论[25]。

那粉晶衍射实验谱图和标准物之间对比怎么样才算匹配？考虑到粉晶衍射谱图包含衍射角度、衍射峰强度、衍射峰型等信息，并结合药典的要求，如果样品与标准品的晶型是吻合的，那么对比的结果就应满足以下 4 个条件：①在相同的谱图范围内，样品和标准物的衍射峰的数量应是一致的；②衍射峰的位置的吻合度应满足药典要求；③两个谱图的衍射峰的相对强度分布应一致；④由于仪器和制样的差异，两个谱图的峰型差异不应影响峰位置的判断。如果上述 4 个参数比对结果有明显的差异，那么应给出合理的说明和解释[26]。

我们将物相定性分析分为 5 种情况：

① 对于卡片库中有该物相的标准卡片的化合物，则需要将观察到的布拉格反射的位置和强度与 PDF 标准卡片的位置和强度进行比较。

② 对于没有标准卡片的化合物，在卡片库中，如果有该物相的同构化合物的标准卡片，则可以将观察到的布拉格反射的位置和强度与其同构化合物的 PDF 标准卡片的位置和强度进行参照比对。

③ 对于没有标准卡片的化合物，如果有该化合物的标准样品，则可以测试该化合物的标准物的衍射数据进行比对。

④ 对于没有标准卡片的化合物，如果几大晶体结构数据库中有该化合物的晶体结构文件，则可以计算出理论的粉晶衍射谱图并与该化合物的实验粉晶衍射谱图进行谱图比对。

⑤ 对于没有标准卡片的化合物，也可以进行不同实验室间的同一化合物的粉晶衍射实验谱图比对。还可以通过对未知化合物的谱图进行指标化来得到晶胞参数信息[19]。对未知化合物的谱图进行指标化，应做到全部的衍射峰都能被指标化。如果有衍射峰没有被指标化，那就需要说明和解释，比如有杂相。

下面以木糖醇 $C_5H_{12}O_5$ 的粉晶衍射实验与物相定性分析为例进行说明。

（1）粉晶衍射样品制备

测试用的样品需要根据衍射仪器的类型来准备（见图 11-13）。比如，Bragg-Brentano 反射型衍射仪采用平板体样品支架来制备样品，缺点是需要大于 20mg 的样品量；透射型衍射仪使用毛细管支架来制备样品，只需要几毫克甚至几微克的样品量。这里我们对常用的平板样品支架和压片法做说明。

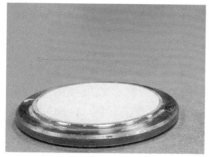 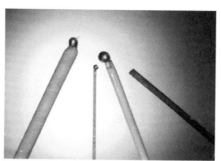

图 11-13　填装在直径 20mm 的样品架上的粉晶样品标准和填装在玻璃毛细管和
Kapton® 毛细管中的粉晶样品[27]

样品制备是否符合要求决定了粉晶衍射数据的质量的优劣。表 11-2 列出了粉晶晶体样品制备过程中的一些关键因素[19,28]。

表 11-2　粉晶晶体样品的制备要求

参数	理想状态	原因分析
样品形状	球形和立方	避免择优取向
样品大小	$10 \sim 50 \mu m$	衍射强度重复性误差<10%
样品量	装满/铺平	避免样品位移的误差

（2）样品研磨和过筛

样品研磨是指将尺寸大的颗粒和不均匀的颗粒处理成适当的尺度和均匀的颗粒的过程。一般情况下，粉晶样品都需要研磨，这是因为粉晶衍射实验对样品的颗粒大小有一定的要求（见表 11-2）。然而，有些样品，如有机物样品，不易研磨，是因为研磨时可能会结块。一种解决方案是将样品冷冻后，再研磨（或者在干燥氮气下进行研磨，以避免水分子进入样品中）。

通常情况下，样品过筛是保证颗粒大小均匀的重要步骤。但是，对于软性或黏性样品，如有机物粉晶，可能很难筛分。在这里，粉晶样品经过研磨后，放在显微镜下观察，大部分颗粒满足 $10 \sim 50 \mu m$ 的要求。

（3）装样

先把样品粉晶尽可能均匀地装入制样板的框中，使粉晶在框内均匀分布，接着，用载玻片压实，最后用载玻片的断口把多余凸出平面的样品削去，便能得到一个很平的样品粉晶的平面。

注意：压片法和涂片法不同，涂片法是指将样品薄薄地涂在平面的和没有凹槽的试样架。涂片法采用样品粉晶量最少，根据实际粉晶量多少选择不同的方法，但需要使用无背景样品架。

（4）粉晶衍射实验

衍射实验参数设定为：采集角度 5～50°；扫描模式为连续扫描；步长为
0.02°；曝光时间为 1.2s/ 步；并采用了样品旋转模式，这样可以增加样品颗粒取
向分布的随机性。

（5）数据处理

物相分析的数据处理一般包括：背景扣除、零点修正、平滑和 K$_{\alpha}$2 扣除等。
可以根据实际的实验谱图的情况来选择数据的处理方法。此处使用 QUALX 软件
做一个案例，软件和数据库均可免费获得。先导入数据（图 11-14），光源为 Cu
靶，波长为 1.5418Å。

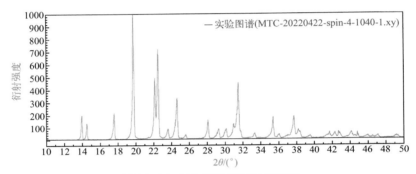

图 11-14　导入的粉晶衍射实验谱图

导入数据后，要进行背景处理。衍射背景是指由非弹性散射、空气散射、样
品架、荧光和探测器噪声等产生的信号，衍射背景是不可避免的。在这里，可以
选择默认的 Polynomial 模式进行背景扣除（见图 11-15 和图 11-16）。

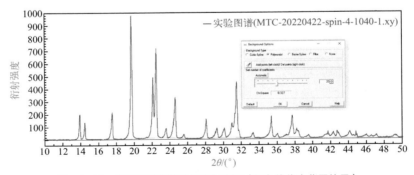

图 11-15　背景扣除前的粉晶衍射谱图（绿色线代表背景信号）

背景处理后，即可开始寻峰（图 11-17）。寻峰是提取峰的角度信息。通常，
峰位置通过最强点或峰形拟合的方法确定。在软件中，可以通过调节强度阈值和
灵敏度来调节搜索衍射峰的数量。

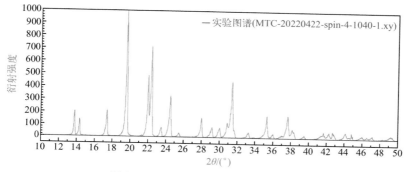

图 11-16 背景扣除后的粉晶衍射谱图

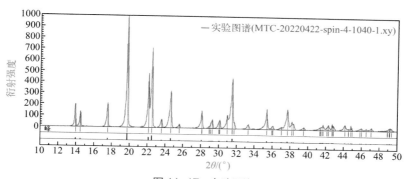

图 11-17 自动寻峰
（黑色细线—衍射峰的位置；黑色粗线—衍射峰强度）

寻峰结束后，需要进行零点修正。仪器的零点漂移和样品的位移是引起衍射峰偏移最常见的系统误差。严重的峰位偏移会引起物相定性的误差和未知物的指标化结果错误。选择"模式">"零点校正"可以校正零点偏移（见图 11-18）。

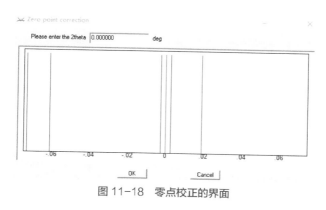

图 11-18 零点校正的界面

最后进行搜库比对。搜库的结果见图 11-19。QualX 提供了可能的物相列表。结果显示 COD 数据库并没有木糖醇的粉晶衍射标准卡片。搜库结果根据 FOM

值由大到小排序，FOM 值通过匹配峰的数量、峰位置的差异和观察到的谱线和数据库谱线之间的峰值强度差异来计算。

No.	QM	CARD	Compound Name	Chemical Formula	Peakpos.	Intensity	Scale	FoM	S-Quant.
1	C	00-100-8776	[Urea]	C O N H2|2	0.74581	0.45416	0.54458	0.65173	2.001
2	C	00-722-1827	Cytosine;1,10-phenanthroline	C12H8 N2, C4 H5 N3 O	0.59960	0.17473	0.20275	0.63974	0.957
3	C	00-224-0481	4-Amino-<o>N</o>-(4,6-dimethylpyrimidin-2-yl)benzenesulfonamide-1,4-diazabicyclo(2.2.2)octane (2/1)	C12 H14 N4 O2 S, 0.5O6 H12 N2	0.58718	0.35677	0.42341	0.63688	0.459
4	C	00-223-8795	4-Amino-<o>N</o>-(4,6-dimethylpyrimidin-2-yl)benzenesulfonamide-1,4-diazabicyclo(2.2.2)octane (2/1)	(2C12 H14 N4 O2 S), C6 H12 N2	0.58718	0.35677	0.42341	0.63688	0.459
5	C	00-450-5231		C30 H6 Cr2 F36 O12	0.54268	0.15105	0.35148	0.63602	0.917
6	C	00-431-8157	Cr(acac)3	C30 H6 Cr2 F36 O12	0.58149	0.39914	0.56324	0.63353	0.695
7	C	00-221-6042	1-Bromo-4-nitro-2-(trifluoromethyl)benzene	C7 H3 Br F3 N O2	0.57930	0.21059	0.22893	0.63120	1.603
8	C	00-412-1378		C15 H15 N O3	0.53570	0.20471	0.23455	0.62698	0.737
9	C	00-705-5814		C12 H5 N9 O22	0.54552	0.21266	0.23342	0.62650	0.663
10	C	00-590-0002	Diaminomethanol	C H4 N2 O	0.64222	0.47379	0.55323	0.62379	2.483
11	C	00-451-2025	isonicotinohydrazide-3-(3,4-Dihydroxyphenyl)-2-propenoic acid	C9 H8 O4,C6 H7 N3 O	0.55344	0.13267	0.20288	0.61959	1.219
12	C	00-223-2416	[Phenyl][3-phenylsulfonyl-1,2-dihydropyrrolo[1,2-a<ac/b>]quinoxalin- yl]methanone	C24 H18 N2 O3 S	0.55227	0.40899	0.61591	0.61784	0.531
13	C	00-154-2678		C19 H18 O4	0.56208	0.17382	0.24780	0.61242	0.779
14	C	00-223-4313	S-Phenyl 4-methoxybenzothioate	C14 H12 O2 S	0.53109	0.34459	1.0857	0.61026	1.361
15	C	00-901-1430	[Urea]	CO(NH2)2	0.52793	0.54500	0.52631	0.60854	2.167
16	C	00-221-8248	Bis[4-(dimethylamino)phenyl]diazene oxide	C16 H20 N4 O	0.52393	0.12611	0.55420	0.60797	1.097
17	C	00-206-7133	Magnesium sulfate tetraurea monohydrate	[Mg (S O4) (C H4 N2 O)4 (H2 O)]	0.58756	0.48399	0.57207	0.60761	0.431
18	C	00-412-0539		C36 H38 O6	0.58760	0.26277	0.24192	0.60703	0.439
19	C	00-721-1517		C6 Cl2 O4, 2[C2 H8 N]	0.64468	0.25363	0.31558	0.60677	1.095
20	C	00-222-9443	<o>n</o>-Tridecylamine chloride monohydrate	C13 H30 N	0.58632	0.23799	0.61473	0.60677	0.925

图 11-19　搜寻 COD 数据库结果列表

根据之前的讨论，在没有标准物的情况下，鉴定物相的方法之一是可以通过单晶结构得到模拟的粉晶衍射谱图与实验粉晶数据进行比对，我们可以选择从 CSD 数据库中搜寻木糖醇的单晶结构（图 11-20）。在这里，我们通过测试木糖醇的单晶样品得到的晶体结构来模拟粉晶衍射谱图，最后用模拟粉晶衍射谱图与实验粉晶数据比对，也是为了展示单晶衍射表征方法的应用。上述例子的粉晶衍射原始数据可以在本书附录 1 中获得。

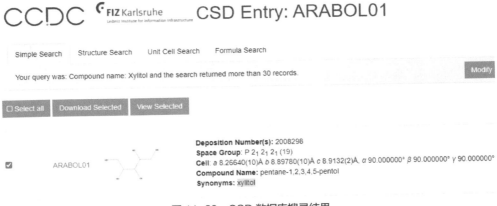

图 11-20　CSD 数据库搜寻结果

在物相鉴定中，将单晶衍射数据和粉晶衍射数据进行对比，是较准确的做法。在图 11-21 中，黑色谱线是利用理学 Miniflex600 台式衍射仪采集的粉晶衍射谱图，红色的谱线为利用晶体结构计算得到的粉晶衍射谱图。在这里，使用的计算软件是 Powdercell 2.4，读者也可以使用其他的计算软件模拟粉晶衍射图谱。

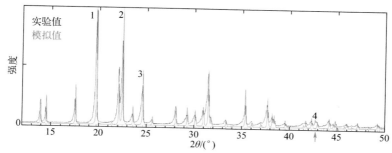

图 11-21　木糖醇的粉晶实验谱图（黑线）和单晶衍射模拟谱图（红线）

实验谱图和单晶模拟谱图基本吻合。物相鉴定分析过程如下：

① 两个谱图的衍射峰的数量和位置吻合。比如，1 号峰的实验衍射角度是 19.78°，模拟衍射谱图的角度是 19.77°，两者相差 0.01°，峰位置的角度的差异小于药典的要求。

② 相对峰强的分布总体吻合，但也存在一些差异。比如，在第 3 组峰中，3 号峰是模拟谱图的第三强峰，但不是粉晶衍射实验谱图中的第三强峰。又比如，在第 4 组峰的模拟谱图中，可以看到模拟衍射谱中的标注的衍射峰位置（红色箭头处的红色竖线），但在模拟谱图中看不到衍射峰，这是因为 4 号峰的峰强很弱，以至于在模拟衍射谱图中无法观察到。然而，在实验粉晶衍射谱图中，能清晰观察到 4 号峰，这是由于粉晶衍射实验制备样品过程中，颗粒度不均匀（此样品没有过筛）和样品中还存在片状和柱状样品引起的轻微择优取向。

③ 峰型差异。与模拟谱图相比，实验谱图的峰型呈现宽化和低角度处不对称，这是因为 X 射线的轴向发散（axial divergence）造成。

上述对比的结果为：两个谱图的峰位全部吻合，没有未指认的衍射峰；两个谱图的峰强度符合相对强度的分布，个别衍射峰强有些差异，是由粉晶样品的颗粒度不均匀和轻微择优取向造成；两个谱图的峰形差异较大，主要是由 X 射线的轴向发散造成。所以，这个案例中的粉晶衍射谱图可以认定为是木糖醇的粉晶衍射谱图。从单晶衍射得到的晶型信息，见表 11-3。

表 11-3　木糖醇样品的部分晶体学参数

项目	参数
Identification code（编号）	Mutangcun_20220421
Empirical formula（分子式）	$C_5H_{12}O_5$
Formula weight（分子量）	152.15
Temperature（温度）/K	301.65（10）
Crystal system（晶系）	orthorhombic（正交）
Space group（空间群）	$P2_12_12_1$
a/Å	8.29410（10）

续表

项目	参数
$b/\text{Å}$	8.96890（10）
$c/\text{Å}$	8.9720（2）
$\alpha/(°)$	90
$\beta/(°)$	90
$\gamma/(°)$	90
Volume（体积）$/\text{Å}^3$	667.4（1）
Z（晶胞内分子数）	4
ρ_{calc}（密度）$/(\text{g/cm}^3)$	1.514
μ（吸收系数）$/\text{mm}^{-1}$	1.185

习 题

一、判断题

1．满足布拉格方程必然会产生 X 射线衍射现象。（　　　）

2．X 射线衍射强度实际上是大量原子散射强度的叠加结果。（　　　）

3．标准 PDF 卡片中对物相的定性是绝对可靠的。（　　　）

4．粉晶样品通常存在择优取向的问题，又称为织构。（　　　）

5．在采用粉晶 X 射线衍射法对晶型药物定性时，峰位置、峰形和峰强度均需要符合要求。（　　　）

6．粉晶 X 射线衍射法是唯一可以在固态水平直接测定药物晶型存在状态的方法。（　　　）

7．在采用粉晶 X 射线衍射法对药物不同晶型进行定量分析时，可以采用一个或者一组特征衍射峰。（　　　）

8．粉晶 X 射线衍射法不可以对无定形样品进行定量分析。（　　　）

二、单项选择题

1．粉晶样品采用的 X 射线衍射方法是（　　　）。

    A．德拜-谢乐法　B．劳厄法　　　　　C．晶体旋转法　　　　D．以上都是

2．基于 X 射线衍射强度测定的是（　　　）。

    A．定量物相分析　　　　　　　　　B．晶体大小

    C．晶体应力　　　　　　　　　　　D．以上都是

3．当粉晶样品中混晶具有不同的吸收系数时，应采用（　　　）定量。

    A．外标法　　　　B．内标法　　　　C．两点法　　　　　D．以上都是

4．以下哪些方法可减小多晶粒择优取向所引入的衍射强度差异（　　　）。

    A．混合均匀　　　B．粒径统一　　　C．合适的衍射条件　D．以上都是

5．粉晶衍射分析可用于下列哪种测定定量？（　　　）

A．物相及结构分析   B．粒度分析

C．结晶度分析   D．以上都可以

6．粉晶衍射实验中晶体均匀旋转，促使更多的晶面有机会处于上述位置。由于 θ 相同，结果形成"空间圆锥体"。圆锥体顶角为（   ）。

A．θ B．2θ C．3θ D．4θ

7．粉晶 X 射线衍射仪的组成部分，不包括（   ）。

A．X射线发生系统（产生稳定X射线光源）

B．探测控制系统（测量衍射信息）

C．样品架

D．载晶座

8．下列关于粉晶 X 射线衍射仪的优点，不正确的是（   ）。

A．工作效率高   B．数据处理方便

C．自动化程度高   D．应用范围小

9．对于粉晶衍射，下列说法不正确的是（   ）。

A．对于给定的单一晶型化学物质，其粉晶X射线衍射图谱具有专属性和指纹性

B．对于不同的化学物质，因其化学组成与对称性的不同而形成不同的粉晶衍射图谱

C．相同的化合物具有相同的衍射图谱

D．对于相同化合物的不同晶型，由于分子在空间的对称排列规律不同，它们的衍射图谱存在明显差异。

10．对于包合物的粉晶衍射分析，不需要测定是（   ）。

A．包合物中各组成的粉晶衍射图谱

B．阴性对照的粉晶衍射图谱

C．包合物中各组成的物理混合的衍射图谱

D．包合物粉晶衍射图谱

三、简答题

1．请列举 X 射线散射、衍射与反射的异同点。

2．简要回答粉晶 X 射线衍射分析在药物质量标准控制中的应用。

3．粉晶衍射包括哪些步骤？

4．粉晶衍射图谱有哪些要素？

参考文献

[1] Tanner B K. X-ray diffraction topography [M]. NewYork: Elsevier, 1976.

[2] 江超华. 多晶 X 射线衍射技术与应用 [M]. 北京: 化学工业出版社, 2014.

[3] 潘峰, 王英华, 陈超. X 射线衍射技术 [M]. 北京: 化学工业出版社, 2021.

[4] 武汉大学. 分析化学下册 [M]. 6 版. 北京: 高等教育出版社, 2018.

[5] 吕扬, 杜冠华. 晶型药物 [M]. 北京: 人民卫生出版社, 2019.

[6] Lee A Y, Erdemir D, Myerson A S. Crystal polymorphism in chemical process development[J]. Annual Review of Chemical and Biomolecular Engineering, 2011, 2: 259-280.

[7] 张建军, 钱帅, 高缘. 晶型药物研发理论与应用 [M]. 北京: 化学工业出版社, 2019.

[8] 国家药典委员会. 中华人民共和国药典 [M]. 北京: 中国医药科技出版社, 2020.

[9] 杨世颖, 邢逞, 张丽, 等. 基于粉晶 X 射线衍射技术的固体制剂晶型定性分析 [J]. 医药导报, 2015, 34 (7): 930-934.

[10] Zhou Z, Li W, Sun W J, et al. Resveratrol cocrystals with enhanced solubility and tabletability[J]. International Journal of Pharmaceutics, 2016, 509: 391-399.

[11] Liu H, Nie J, Chan H C S, et al. Phase solubility diagrams and energy surface calculations support the solubility enhancement with low hygroscopicity of bergenin: 4-aminobenzamide (1:1) cocrystal[J]. International Journal of Pharmaceutics, 2021, 601: 120537.

[12] 日本药局方解说书编集委员会. 第十六改正《日本药局方》解说书 [M]. 东京: 东京广川书店, 2011.

[13] Tong H H Y, Chow A S F, Chan H M, et al. Process-induced phase transformation of berberine chloride hydrates[J]. Journal of Pharmaceutical Sciences, 2010, 99 (4): 1942-1954.

[14] Kariuki B M, Jones W. Five salts of berberine[J]. Acta Crystallographica Section C, 1995, C51: 1234-1240.

[15] Alexander L, Klug H P. Basic aspects of X-ray absorption in quantitative diffraction analysis of powder mixtures[J]. Analytical Chemistry, 1948, 20 (10): 886-889.

[16] Alexander L, Klug H P. Basic aspects of X-ray absorption in quantitative diffraction analysis of powder mixtures[J]. Powder Diffraction, 1989, 4(2): 66-69.

[17] Suryanarayanan R. Determination of the relative amounts of α-carbamazepine and β-carbamazepine in a mixture by powder X-ray diffractometry[J]. Powder Diffraction, 1990, 5(3): 155-159.

[18] 邢逞, 曹俊姿, 张丽, 等. 粉晶X射线衍射技术定量分析左炔诺孕酮晶型 [J]. 医药导报. 2019, 38 (2): 193-197.

[19] Campbell R S N, Williams A C, Grimsey I M, et al. Quantitative analysis of mannitol polymorphs. X-ray powder diffractometry-exploring preferred orientation effects[J]. Journal of Pharmaceutical and Biomedical Analysis, 2002, 28: 1149-1159.

[20] Tiwari M, Chawla G, Bansal A K. Quantification of olanzapine polymorphs using powder X-ray diffraction technique[J]. Journal of Pharmaceutical and Biomedical Analysis, 2007, 43: 865-872.

[21] Dash A K, Khin-Khin A, Suryanarayanan R. X-ray powder diffractometric method for quantitation of crystalline drug in microparticulate systems. I. microspheres[J]. Journal of Pharmaceutical Sciences, 2002, 91 (4): 983-990.

[22] Croker D M, Hennigan M C, Maher A, et al. A comparative study of the use of powder X-ray diffraction, Raman and near infrared spectroscopy for quantification of binary polymorphic mixtures of piracetam[J]. Journal of Pharmaceutical and Biomedical Analysis, 2012, 63: 80-86.

[23] Rietveld H M. Line profiles of neutron powder-diffraction peaks for structure refinement[J]. Acta Crystallographica, 1967, 22: 151-152.

[24] Rietveld H.M. A profile refinement method for nuclear and magnetic structures[J]. Journal of Applied Crystallography, 1969, 2: 65-71.

[25] Német Z, Sajó I, Demeter Á. Rietveld refinement in the routine quantitative analysis of famotidine polymorphs[J]. Journal of Pharmaceutical and Biomedical Analysis, 2010, 51 (3): 572-576.

[26] Otsuka M, Kinoshita H. Quantitative determination of hydrate content of theophylline powder by chemometric X-ray powder diffraction analysis[J]. AAPS PharmSciTech, 2010, 11 (1): 204-211.

[27] Caliandro R, Profio G D, Nicolotti O. Multivariate analysis of quaternary carbamazepine-saccharin mixtures by X-ray diffraction and infrared spectroscopy[J]. Journal of Pharmaceutical and Biomedical Analysis, 2013, 78-79: 269-279.

[28] Lu Q L, Yang G, Gu H. Phase quantification of two chlorothalonil polymorphs by X-ray powder diffraction[J]. Analytica Chimica Acta, 2005, 538: 291-296.

第12章
蛋白质晶体学与药-靶相互作用

药物的靶标主要为蛋白质，故本章聚焦于蛋白质晶体学。

12.1　蛋白质晶体学概述

生物大分子是指相对分子量在一万以上，甚至超过百万的生物学物质，一般指生物体细胞内存在的蛋白质、核酸、多糖、脂类等物质（图12-1）。一般由简单的组成结构经肽键、磷酸二酯键、糖苷键等连接聚合而成。

12.1.1　蛋白质的四级结构

（1）蛋白质的一级结构

一级结构（图12-2）是指多肽链中氨基酸的排列。主要的化学键：肽键。通常由20种天然氨基酸组成（图12-3）。肽键具有双键性质，具有可旋转的二面角 Φ、Ψ。

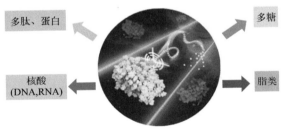

图 12-1　生物大分子的种类

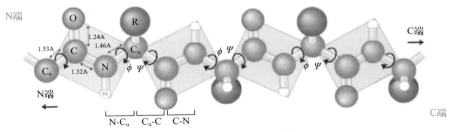

图 12-2　蛋白质的一级结构

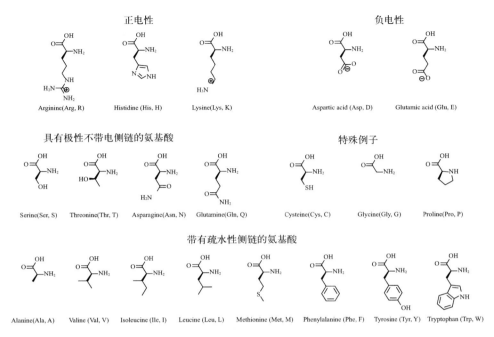

英文名	中文名	三字母	单字母	英文名	中文名	三字母	单字母
Alanine	丙氨酸	Ala	A	Leucine	亮氨酸	Leu	L
Arginine	精氨酸	Arg	R	Lysine	赖氨酸	Lys	K
Asparagine	天冬酰胺	Asn	N	Methionine	甲硫氨酸	Met	M
Aspartic acid	天冬氨酸	Asp	D	Phenylalanine	苯丙氨酸	Phe	F
Cysteine	半胱氨酸	Cys	C	Proline	脯氨酸	Pro	P
Glutamine	谷氨酰胺	Gln	Q	Serine	丝氨酸	Ser	S
Glutamic acid	谷氨酸	Glu	E	Threonine	苏氨酸	Thr	T
Glycine	甘氨酸	Gly	G	Tryptophan	色氨酸	Trp	W
Histidine	组氨酸	His	H	Tyrosine	酪氨酸	Tyr	Y
Isoleucine	异亮氨酸	Ile	I	Valine	缬氨酸	Val	V

图 12-3　组成蛋白质的 20 种氨基酸

（2）蛋白质的二级结构

二级结构指某一段肽链的局部空间结构，主要形式有 α-螺旋、β-折叠、β-转角、无规则卷曲（图 12-4）。主要的化学键：氢键。

（3）蛋白质的三级结构

三级结构是指整条肽链中所有基团在三维空间的排布（图 12-5），主要的化学键：疏水作用力、离子键、氢键、范德瓦尔斯力等。

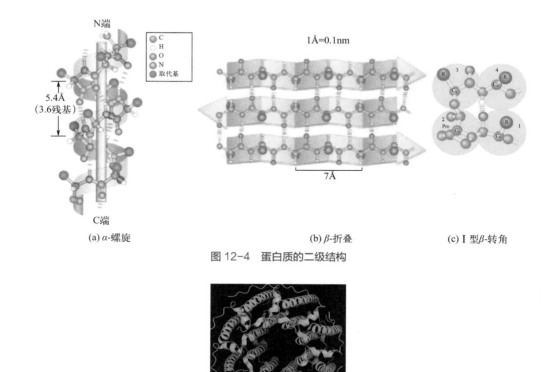

(a) α-螺旋   (b) β-折叠   (c) Ⅰ型β-转角

图 12-4   蛋白质的二级结构

图 12-5   蛋白质的三级结构

（4）蛋白质的四级结构

四级结构是指蛋白质分子中各亚基的空间排布（多条链）（图 12-6），每一个亚基都有自己的三级结构。主要的化学键：疏水键、离子键、氢键等。

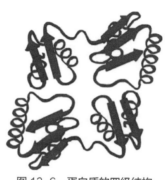

图 12-6   蛋白质的四级结构

12.1.2　蛋白质结构的测定方法

（1）X 射线单晶衍射（XRD）

采用单晶 X 射线衍射技术，可得到原子分辨率的结构模型[1]（图 12-7）。

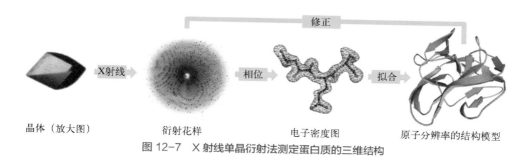

图 12-7　X 射线单晶衍射法测定蛋白质的三维结构

X 射线晶体学是目前分辨率最高的结构测定方法，可以在原子水平上产生蛋白质的结构细节图，但前提是要拿到蛋白质晶体，分子量很大的蛋白、表达不好的蛋白以及膜蛋白很难得到晶体，这是其局限性。

（2）溶液核磁共振（NMR）

采用溶液核磁共振技术，可得到蛋白质的结构信息[2]（图 12-8）。

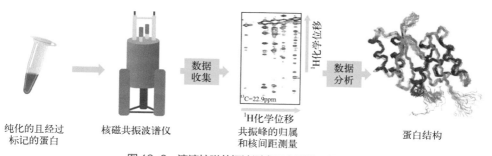

图 12-8　溶液核磁共振法测定蛋白质的三维结构

溶液核磁共振测定蛋白质结构的优点是不需要结晶，可以用于蛋白动力学方面的研究。但是缺点也很明显，一是运用一维和二维核磁测定结构，会出现谱峰重叠的现象，解析困难；二是分子量受限，常规三共振（^1H，^{13}C，^{15}N），适用于 < 200 氨基酸（22kDa）的蛋白质，如果用氘标记、特殊标记的，适用于 < 700 氨基酸（77kDa）的蛋白质。

（3）冷冻电镜（Cryo-EM）

应用冷冻电镜技术研究蛋白质结构的过程，如图 12-9 所示[3]。

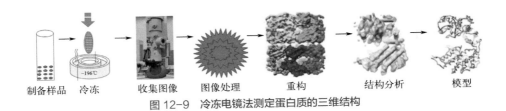

制备样品　冷冻　　收集图像　图像处理　　重构　　　结构分析　　模型

图 12-9　冷冻电镜法测定蛋白质的三维结构

冷冻电镜技术测定蛋白质结构，不需要结晶，但分辨率不高，目前最高达到 3Å。冷冻电镜本质上是电子散射机制，把样品冻起来然后保持低温放进显微镜里面，利用相干的电子作为光源对分子样品进行测量，透过样品和附近的冰层，透镜系统把散射信号转换为放大的图像在探测器上记录下来，最后进行信号处理，得到样品的三维结构。冷冻电镜比较适合研究超大分子量蛋白质复合物（通常远大于 100kDa）甚至亚细胞器的结构。

12.1.3　蛋白质晶体学的发展历程

目前蛋白结构数据库 PDB 中约 88% 的蛋白质结构是通过 X 射线晶体学方法确定的（图 12-10）。X 射线晶体学是生物大分子结构测定的最常用手段。

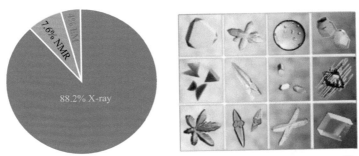

图 12-10　蛋白质晶体结构数据库中，各种分析方法的占比（2021）[4]

EM—冷冻电镜；NMR—核磁共振；X-ray—X 射线衍射

（1）DNA 双螺旋模型

1953 年 3 月，沃森（James Watson）和克里克（Francis Crick）在 X 射线衍射实验的基础上发现了 DNA 双螺旋模型（图 12-11），从而揭开了分子生物学的新篇章。沃森、克里克、威尔金斯因提出 DNA 双螺旋结构模型，揭示了核酸的分子结构信息，共同获得了 1962 年的诺贝尔生理学或医学奖。

（2）血红蛋白和肌红蛋白

英国生物化学家佩鲁茨（Max F. Perutz）和他的英国同事肯德鲁（John C. Kendrew）用 X 射线衍射分析法研究了血红蛋白和肌红蛋白的结构。他们把一些蛋白质分子和衍射 X 射线效率特别高的大质量原子（如金或汞的原子）结合起来，首次精确地测定了血红蛋白和肌红蛋白的结构。凭借这一工作，佩鲁茨和肯德鲁共同获得了 1962 年的诺贝尔化学奖（图 12-12）。

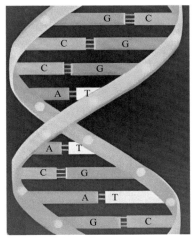

图 12-11　DNA 双螺旋模型

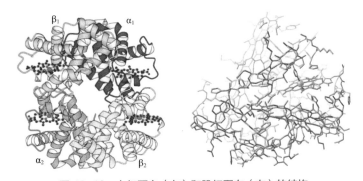

图 12-12　血红蛋白（左）和肌红蛋白（右）的结构

血红蛋白的功能是将大气中的氧输送给机体，氧气进入身体后，约有 98.5% 会与血红蛋白相结合，生成"氧合血红蛋白"；肌红蛋白的功能则是贮存氧气，当机体需要时再释放，一个储存在红细胞中，一个储存在肌细胞中。某些异常血红蛋白会引起致命的疾病，如导致镰刀状贫血症的血红蛋白就是一例。

许多不了解结构生物学背景的人以为提出 DNA 双螺旋模型的克里克是分子生物学之父，但实际上是佩鲁茨，因为他比其他几位著名的分子生物学家都资深很多，并且一直在从事结晶血红蛋白质 X 射线衍射的研究。当血红蛋白的结构呈现出来之后，他被公认为分子生物学之父。

（3）青霉素和维生素 B₁₂ 的结构

英国女化学家霍奇金（Dorothy Crowfoot Hodgkin）主要从事结构化学方面的研究，她将 X 射线分析技术发展成一个非常有用的分析方法，在运用 X 射线衍射技术测定复杂晶体和大分子的空间结构的研究中取得了巨大成就。1949 年她测定出青霉素的结构，促进了青霉素的大规模生产。1957 年又成功测定出了抗恶性贫血的有效药物维生素 B₁₂ 的巨大分子结构（图 12-13），使合成维生素 B₁₂ 成为可能。由于霍奇金这两项成果意义重大，影响深远，她于 1964 年获得诺贝尔化学奖。

1965～1967 年，梁栋材先生师从霍奇金教授。梁栋材先生主要从事蛋白质晶体学和结构生物学研究，可以说是中国的结构生物学之父，曾任中国科学院生物物理研究所所长，著有《X 射线晶体学基础》等专著。

（4）胰岛素

1958 年桑格（Frederick Sanger）发明酶法测定人胰岛素序列，从而确定胰岛素的分子结构（图 12-14），他因此获得 1958 年诺贝尔化学奖。22 年后，桑格借助于 X 射线分析法与美国生物化学家吉尔伯特（Walter Gilbert）、伯格（Paul Berg）确定了胰岛素分子结构和 DNA 核苷酸顺序以及基因结构，共同获得了 1980 年诺贝尔化学奖。

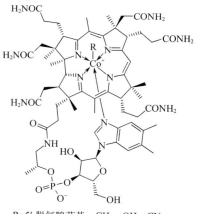

R=5′-脱氧腺苷基，CH₃，OH，CN

图 12-13　维生素 B₁₂ 的结构

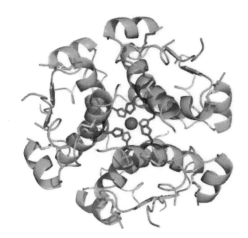

图 12-14　胰岛素分子结构

（5）水通道蛋白

2000 年，美国科学家阿格雷（Peter Agre）公布了世界第一张水通道蛋白的高清晰度立体照片（图 12-15）。阿格雷和与通过 X 射线晶体学技术确认钾离子通道结构的罗德里克·麦金农（Roderick MacKinnon）因为对膜蛋白分子和离子通道开创性的研究，共同获得了 2003 年的诺贝尔化学奖。

水通道

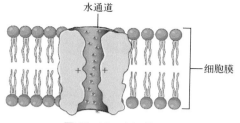

细胞膜

图 12-15　水通道蛋白

（6）DNA 的复制过程

美国科学家科恩伯格（Roger Kornberg）研究各个阶段的 DNA、RNA 和聚合酶的复合体（图 12-16），用 X 射线拍下各个阶段的复合体的照片，并第一个成功地将 DNA 的复制过程捕捉下来，从而揭示了真核生物体内的细胞如何利用基因内存储的信息生产蛋白质。科恩伯格因此获得 2006 年诺贝尔化学奖。

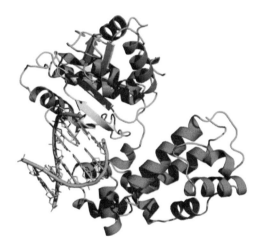

图 12-16　DNA 聚合酶复合体结构

（7）新型冠状病毒的主要蛋白酶结构

自新型冠状病毒引起的疫情以来，科学家们一直在努力寻找有效的病毒抑制剂。2020 年 3 月，中国科学家们用 X 射线以 1.75Å 分辨率解析了新冠病毒 Mpro 的晶体结构。Mpro 又称为 3CLpro，是新冠病毒中的主要蛋白酶，是一个重要的潜在药物靶标，对抑制病毒的复制至关重要（图 12-17）。该研究有利于推动相关抑制剂的设计，促进治疗方法的形成。

（8）小结

蛋白质晶体学阐明蛋白发挥生物功能的机制，了解生命现象的本质。为新药设计提供合理的建议。为药物的生产提供高效的酶催化工具。在蛋白质晶体学的发展进程中，很多科学家获得了诺贝尔奖。图 12-18 所示的这些科学家都是与结构生物学相关的诺贝尔奖获得者，诺贝尔奖好像非常青睐结构生物学，生物大分子结构的阐明对人类越来越重要，揭示生命的规律和发挥生物功能的机制。

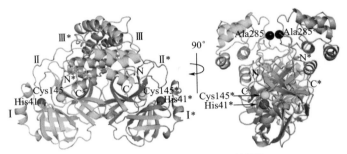

图 12-17　新冠病毒 Mpro 的晶体结构

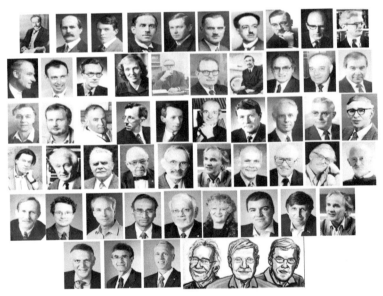

图 12-18　蛋白质晶体学领域的诺贝尔奖获得者

12.2　蛋白质样品的准备

蛋白质晶体学的实验流程如图 12-19 所示。

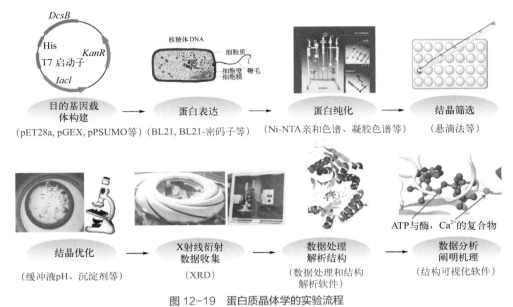

图 12-19　蛋白质晶体学的实验流程

12.2.1　常用蛋白表达系统

常用蛋白表达系统见表 12-1 所示。

表 12-1　常用蛋白表达系统

表达系统	优点	缺点
酵母表达系统	*Pichia pastoris* 和 *Saccharaomyces cerevisiae* 兼有原核细胞良好的可操作性和真核系统的后加工能力	会存在过度糖基化，产量低
哺乳动物细胞表达系统	产物的抗原性、免疫原性和功能与天然蛋白质最接近，后修饰加工准确	培养基昂贵；复杂的生长条件；表达水平低
杆状病毒-昆虫细胞表达系统	具有真核生物表达系统的优点	培养基贵；需要大量病毒；糖基化程度较低。病毒侵染会导致细胞裂解和潜在的表达蛋白降解
无细胞蛋白表达	可利用PCR产物作为模板，适合于简单的高通量方法；大肠杆菌、小麦胚芽、昆虫和哺乳动物系统均有市售；蛋白合成条件可控	量化生产成本昂贵

常用的大肠杆菌表达载体如下。

① pET 系列：T7 promoter（启动子），Novagen。

② pQE 系列：T5 promoter（启动子），Qiagen。

③ pMAL 系列：周质表达，BioLabs。

④ pGEX 系列：GST 融合表达，Pharmacia。

⑤ pBAD 系列：阿拉伯糖诱导型。

常用的表达载体融合标签如下。

① GST（glutathione S-transferase，谷胱甘肽转移酶）。

② MBP（maltose-binding protein，麦芽糖结合蛋白）。

③ GFP（green fluorescence protein，绿色荧光蛋白）。

④ Thioredoxin（帮助二硫键形成）。

⑤ SUMO（small ubiquitin-related modifier，小型泛素相关改性剂）。

它们均可帮助蛋白质溶化，其中 Thioredoxin、SUMO 可以帮助分泌到周质。

12.2.2 蛋白质的提取、分离和纯化

12.2.2.1 蛋白质的提取方法

蛋白质的提取方法包括：

① 收集菌体，液氮研磨 [图 12-20（a）]；

② 超声破碎法 [图 12-20（b）]；

③ 高压匀浆法 [图 12-20（c）]；

④ 酶解法（溶菌酶，破坏细胞壁）。

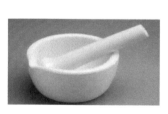 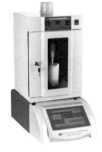 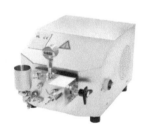

(a) 研钵　　　　　(b) 超声破碎仪　　　　　(c) 高压匀浆仪

图 12-20　蛋白质提取设备

蛋白质提取液成分包括：

① pH 缓冲液：Tris-HCl、HEPES、PBS、柠檬酸-柠檬酸钠；

② 离子：NaCl、高浓度的盐，对蛋白质的稳定性有利；

③ 还原剂：DTT、2-巯基乙醇；

④ 蛋白酶抑制剂：PMSF、EDTA；

⑤ 其他试剂：去污剂 SDS、Triton X-100、Tween-20、甘油。

12.2.2.2　蛋白质的分离

先对蛋白质进行粗分，常用方法有：

① 硫酸铵分级沉淀法：高浓度的盐离子在蛋白质溶液中可与蛋白质竞争水分子，从而破坏蛋白质表面的水化膜，降低其溶解度，使之从溶液中沉淀出来；

② 有机溶剂分级沉淀法：加入丙酮或乙醇，降低蛋白质溶解度，温度10℃左右时蛋白质容易在有机溶剂中变性；

③ 聚乙二醇沉淀法：一般30%PEG时能够达到最大量沉淀；

④ 超滤、透析：用不同滤膜类型截留不同大小的蛋白质。

12.2.2.3　蛋白质的纯化

（1）离子交换色谱

离子交换色谱中，带有负电荷基质的称为阳离子交换树脂，带有正电荷的基质称为阴离子交换树脂。由于蛋白质有等电点，不同的pH，其带电状况也不同。阴离子交换色谱结合带有负电荷的蛋白质，然后通过提高洗脱液中的盐浓度，将吸附在柱子上的蛋白质洗脱下来。反之阳离子交换色谱结合带有正电荷的蛋白质，通过逐步增加洗脱液中的盐浓度或是提高洗脱液的pH值将结合的蛋白质洗脱下来。阴离子交换色谱，凝胶带正电荷（图12-21）。

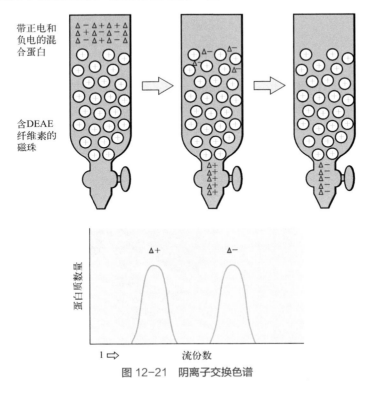

图 12-21　阴离子交换色谱

（2）分子筛及凝胶色谱

凝胶是一类多孔性高分子聚合物，每个颗粒犹如一个筛子。当样品溶液通过凝胶柱时，分子量较大的物质由于直径大于凝胶网孔而只能沿着凝胶颗粒间的空隙，随着溶剂流动，因此流程较短，向前移动速度快而首先流出色谱柱；反之，分子量较小的物质由于直径小于凝胶网孔，可自由地进出凝胶颗粒的网孔，在向下移动过程中，它们从凝胶内扩散到胶粒孔隙后再进入另一凝胶颗粒，如此不断地进入与逸出，使流程增长，移动速率慢而后流出色谱柱，从而实现分离（图12-22）。

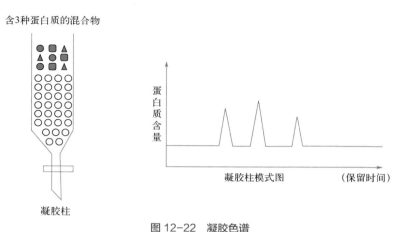

图 12-22　凝胶色谱

（3）亲和色谱

亲和色谱（affinity chromatography）是一种利用与固定相的结合来分离分子的色谱方法。亲和色谱的结合是可逆的，在改变流动相条件时，二者还能相互分离。亲和色谱可以用来从混合物中纯化某种物质，也可以用来去除或减少混合物中某种物质的含量（图12-23）。

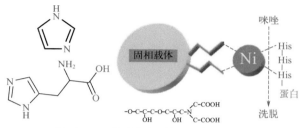

图 12-23　常用的亲和基团及亲和示意图

（4）疏水作用色谱（图12-24）

疏水作用色谱（hydrophobic interaction chromatography）是根据分子表面

疏水性差别来分离蛋白质等生物大分子的一种常用的方法。该方法利用固定相载体上偶联的疏水性配基与流动相中的一些疏水分子发生可逆性结合而进行分离。影响疏水作用的因素包括盐浓度、温度、pH、表面活化剂和有机溶剂。

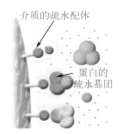

图 12-24　疏水作用色谱示意图

12.2.3　蛋白质含量测定

（1）考马斯亮蓝染色法（Bradford 法）

在酸性分析试剂溶液中，染料考马斯亮蓝 G-250 与蛋白质结合在 590nm 处呈阴离子形式的蓝色，形成的复合物颜色的深浅与蛋白浓度的高低成正比关系。因此，通过测定染料的蓝色离子态可以定量测定蛋白质，通常测定 595nm 下的吸光度。

（2）BCA（二喹啉甲酸）法

肽键在碱性条件下能与 Cu^{2+} 络合生成络合物，同时将 Cu^{2+} 还原成 Cu^+。二喹啉甲酸及其钠盐可以和 Cu^+ 结合生成深紫色的化合物，在 562nm 处具有强吸收，颜色的深浅与蛋白质的浓度成正比。故可用比色的方法确定蛋白质的含量。

（3）紫外分光光度法

测定蛋白在 280nm 的光吸收度。一般蛋白质结晶所需要的浓度为 10～50mg/mL。一般越纯越好，要 90% 以上纯度。

12.3　蛋白质晶体培养

12.3.1　蛋白质晶体培养方法

（1）气相扩散法

起始是将高浓度的蛋白质溶液加入适当的池液溶剂作为结晶液，其与池液之间存在梯度差，随着气相扩散的进行，梯度差缓慢发生变化，当系统处于平衡状态，液滴中的蛋白质就可能以晶体状态析出（图 12-25）。

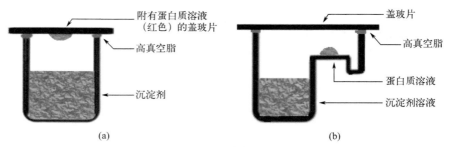

图 12-25 悬滴法和坐滴法

（a）悬滴法：只有少量样品而又要筛选较多的结晶条件；
（b）坐滴法：有利于得到较大的晶体

（2）微量透析法

在起始状态时，结晶母液与外液之间存在某些"因素"的梯度差，随着透析扩散的进行，这些梯度差发生变化。如果变化后的条件"合适"，蛋白质就有可能以晶体状态析出（图 12-26）。

（3）微量静置法

在起始状态时，结晶母液就已经处于过饱和状态，随着静置时间的延长，如果过饱和的驱动力"合适"，母液中的蛋白质就有可能以晶体状态析出（图 12-27）。

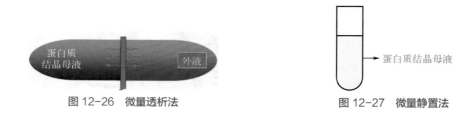

图 12-26 微量透析法   图 12-27 微量静置法

12.3.2 蛋白质晶体培养过程

蛋白质晶体培养过程见图 12-28。

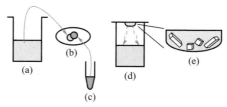

图 12-28 蛋白质晶体的培养过程

（a）蛋白质溶液；（b）混合蛋白质和样品；（c）蛋白质样品；（d）采用悬滴法；（e）获得蛋白质晶体

蛋白质结晶需要多种试剂，有时可以使用结晶机器人（图 12-29）。

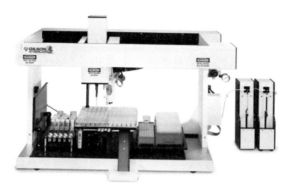

图 12-29　结晶机器人

12.3.3　蛋白质晶体的辨别

在考察蛋白质晶体时，需要考虑几个因素：①外形尺寸；②衍射分辨率；③抗 X 射线辐射的能力；④晶体内部的缺陷度；⑤是否为单晶；⑥抵抗外界环境变化的能力。蛋白质晶体的常见形状见图 12-30。

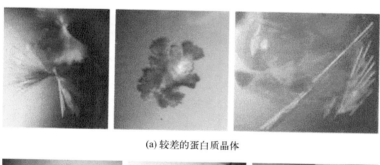

(a) 较差的蛋白质晶体

(b) 较好的蛋白质晶体

图 12-30　蛋白质晶体的常见形状

12.3.4 蛋白质晶体培养条件的优化

可从沉淀剂、添加剂、共晶生长试剂、蛋白质样品及其他可变条件等多方面来优化蛋白质晶体的培养条件，需考虑的因素及优化前后晶型的变化见图 12-31。

沉淀剂
盐：硫酸铵、甲酸铵、柠檬酸钠
PEG：400、4000、3000、6000、8000、20000
有机溶剂：MPD、乙醇（4℃，很难避免其蒸发）
混合物：PEG+0.5-1M LiCl或NaCl，盐+2%～4%有机溶剂

添加剂
0.25%～1%非离子去垢剂如β-正辛基-α-D-吡喃型葡糖苷（β-octyl glucoside）
二氧六环（Dioxane）
金属离子如Ca^{2+}、Zn^{2+}
还原剂：DTT
甘油

可变条件
pH
缓冲液类型
温度：通常尝试5℃和20℃
结晶环境：重力或微重力（太空中结晶，很费钱！）

共晶生长试剂
抑制剂
辅因子
底物
单克隆抗体片断（Fabs）

蛋白样品的变化
采用限制性蛋白酶酶解
采用基因工程方法修饰N端或C端（如截短）
采用不同种类的蛋白或突变体蛋白
采用不同表达系统（如"对付"糖基化等）

 优化后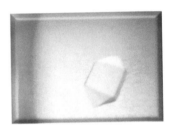

图 12-31 蛋白质晶体培养条件的优化

12.4 蛋白质晶体衍射和数据解析

12.4.1 蛋白质晶体衍射数据的收集

收集蛋白质晶体数据时首先要挑选合适的蛋白质晶体。

蛋白质晶体的挑选需要使用辅助溶剂，以增加晶体的稳定性，便于保存。例如，乙醇、乙二醇、葡萄糖、甘油、甲醇、PEG（聚乙二醇）400、PEG1000-10000、丙二醇、蔗糖等。它们大都是和水互溶的有机溶剂。其中，甘油是最常用的冷冻保护剂。蛋白质晶体的挑选如图 12-32 所示。

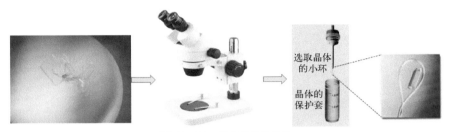

图 12-32　蛋白晶体的挑选

蛋白质晶体的 X 射线衍射数据收集，可用实验室衍射仪或同步辐射衍射仪（图 12-33）。

① 生物大分子 X 射线单晶衍射仪：常用功率超过 1.2kW。

② 同步辐射光源：强度高，比旋转靶高 100 万倍，缩短数据收集时间，提高分辨率。第三代同步辐射光源的 X 射线亮度是普通衍射仪的数倍。

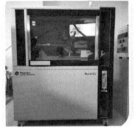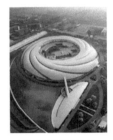

图 12-33　蛋白质晶体的 X 射线衍射数据收集

蛋白质单晶是蛋白质分子以确定的周期性在三维空间有规律地堆积而成。当 X 射线经过晶体时会在检测器上出现规律性的衍射点（图 12-34）。

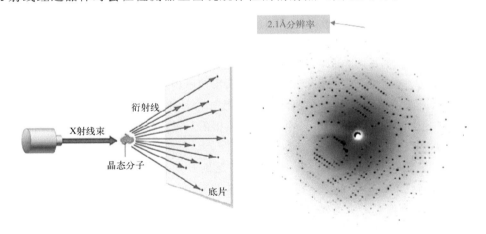

图 12-34　蛋白质晶体的 X 射线衍射

12.4.2　蛋白质晶体衍射数据的解析

衍射数据处理后即可获得每个衍射点的信息，包括晶胞参数、衍射指标 hkl、衍射点的强度等。如何得到该衍射点的电子密度？得到电子密度函数才可以得到蛋白质的轮廓，进而得到三维结构信息（图 12-35）。

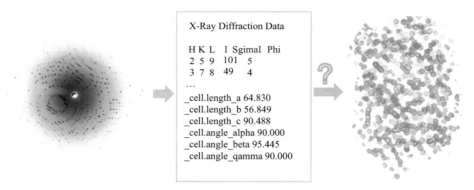

图 12-35　蛋白质晶体数据的解析

要根据衍射信息解析蛋白质结构，如同小分子一样，也需要电子密度函数：

$$\rho(xyz) = V^{-1}\sum_h\sum_k\sum_l F(hkl)\exp[-2\pi i(hx+ky+lz)]$$

式中，V 为晶胞体积；hkl 为衍射指标；$F(hkl)$ 为结构因子；x、y、z 为晶胞中某点的坐标；$\rho(xyz)$ 为该点的电子密度。

在 F 已知的情况下即可得出 ρ，即蛋白质的结构。结构因子 $F(hkl)=|F(hkl)|\exp[i\alpha(hkl)]$，$|F(hkl)|$ 是 F 的数值大小，即振幅。从衍射试验中可以得到 $I(hkl)$，计算得到 $|F(hkl)|$，只需知道 $\alpha(hkl)$ 的值就可以得到 ρ。因此，获得初始相角 $\alpha(hkl)$ 是蛋白晶体结构解析关键问题。

（1）相角解析的常用方法

① 同晶置换法　是测量重原子结合到蛋白质分子上有限的几个特异位点时而导致的衍射强度差（变化）。通过将重原子引入蛋白质内部置换溶剂分子，形成重原子衍生物，形成同晶置换体，利用帕特森函数（一种不使用相角就可以傅里叶变换的函数）计算重原子的密度，得到重原子的相角，进而推算蛋白质的电子密度。

② 反常散射法　是在蛋白质分子中引入重原子，通过反常散射得出重原子的坐标，进而获得蛋白质结构。使用最广泛的是将蛋白质中的甲硫氨酸（Met）替换成甲硒氨酸（Se-Met），利用硒的反常散射信号来解析相角。

③ 分子置换法　是最常用的解析蛋白结构的方法。使用和未知蛋白质在序列上具有一定同源度的已知蛋白质的结构，以该结构为模板，通过函数变化，解析得到未知蛋白质的结构信息。

（2）蛋白质晶体数据的解析

得到相角后就可以求出电子密度，根据电子密度就可以搭建模型解析蛋白质的三维结构（图 12-36）。

（3）蛋白结构的修正

获得蛋白质的初步结构后，还需要进行结构修正（图 12-37）。

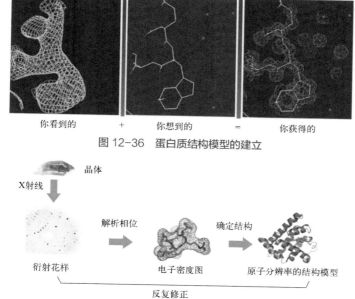

你看到的　　+　　你想到的　　=　　你获得的

图 12-36　蛋白质结构模型的建立

图 12-37　蛋白质晶体结构的修正

蛋白质的起始模型，常由于相角的解析不够完美，使计算出来的电子密度图产生误差，误导模型的走向，因此需要做进一步的改善，称为修正（refinement）。修正的目的在于进行立体化学最佳化（如肽键键长、键角、氨基酸构型）的同时，减少计算与实验绕射点强度的差异，用来评估的数值则是剩余值（R-factor），取出部分的绕射点（10% 左右），排除修正的程序之外，以对结构的正确性提供个别的检查，称为自由剩余值 R_{free}。一般在 0.2 以下。

（4）蛋白质晶体数据解析的最终效果

蛋白质晶体数据解析的最终效果如图 12-38 所示。

常用的数据还包括：resolution（分辨率）、R_{work}（晶体结构的可靠因子）和 R_{free}。

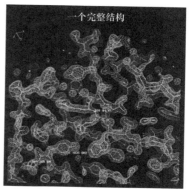

图 12-38　蛋白质晶体数据解析的
最终效果

12.5　药-靶相互作用分析

利用蛋白质晶体结构，可以实现：

① 分析药物分子与靶标蛋白的结合模式；

② 找到药物分子与靶标蛋白的结合位点；

③ 对药物分子进行设计。

以上功能，如图 12-39 所示。

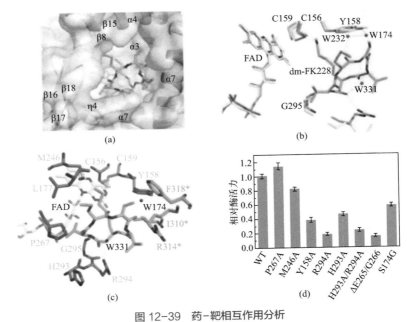

图 12-39　药-靶相互作用分析

（a）显示活性口袋；（b）显示氨基酸残基；（c）从另一方向显示氨基酸残基；
（d）对氨基酸残基进行突变

12.6　蛋白质晶体结构解析实例

利用分子置换法解析蛋白质结构，前提是 PDB 库中已报道有同源度较高的晶体结构。具体步骤：（a）从 PDB 库中下载同源结构→ CCP4 对模板结构简化；（b）Phenix 分子置换；（c）Coot 结构精修；（d）用 Pymol 查看结构和美化（图 12-40）。

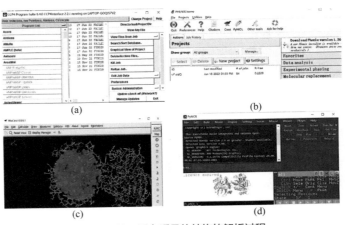

图 12-40　蛋白质晶体结构的解析过程

习 题

一、单选题

1．下列含有两个羧基的氨基酸是（　　　）。

　　A．赖氨酸　　　　B．色氨酸　　　　　C．天冬酰胺　　　　D．谷氨酸

2．下列哪个为芳香族氨基酸？（　　　）

　　A．精氨酸　　　　B．脯氨酸　　　　　C．酪氨酸　　　　　D．赖氨酸

3．用凝胶色谱蛋白馏分，下面哪个分子量的蛋白最先流出？（　　　）

　　A．50kDa　　　　B．30kDa　　　　　C．20kDa　　　　　D．70kDa

4．一个大小为10kDa的蛋白质，由于折叠不好，蛋白质聚合严重，很难结晶，下面哪种手段适合其结构测定？（　　　）

　　A．X射线单晶衍射　　　　　　　B．溶液核磁共振（NMR）

　　C．冷冻电镜（Cryo-EM）　　　D．都可以

5．下面哪种方法不能判断是蛋白质晶体？（　　　）

　　A．晶体易脱水　　　　　　　　C．晶体易碎裂

　　C．晶体与母液密度接近　　　　D．偏振光下具有双折射

6．下面哪个不是蛋白质晶体培养所需的条件？（　　　）

　　A．高浓度蛋白　　B．最适pH溶液　　C．最适培养温度　　D．高纯度蛋白

二、简答题

1．请列出蛋白质晶体培养的常用方法？

2．蛋白质晶体相角解析常用的方法有哪些？

 参考文献

[1] Meisburger S P, Thomas W C, Watkins M B, et al. X-ray scattering studies of protein structural dynamics[J]. Chemical Review, 2017, 117(12): 7615-7672.

[2] Felli I C, Pierattelli R. ^{13}C direct detected NMR for challenging systems[J]. Chemical Review, 2022, 122(10): 9468-9496.

[3] Huang C Y, Draczkowski P, Wang Y S, et al. In situ structure and dynamics of an alphacoronavirus spike protein by cryo-ET and cryo-EM[J]. Nature Communications, 2022, 13(1): 4877.

[4] Berman H M, Westbrook J, Feng Z, et al. The Protein Data Bank[J]. Nucleic Acids Research, 2000, 28(1): 235-242.

附录 1 晶体衍射原始数据

附录 2 习题参考答案

晶体衍射原始数据和习题参考答案请扫描下方二维码关注化学工业出版社"化工帮 CIP"微信公众号，在对话页面输入"药物晶体学"发送至公众号获取下载链接。